Atlas de PUERICULTURA

POR ANA MARIA CALERA PROFESORA DE A. S.

Serie **A** Núm. **1**

FECUNDACION Y EMBARAZO

LA FECUNDACION

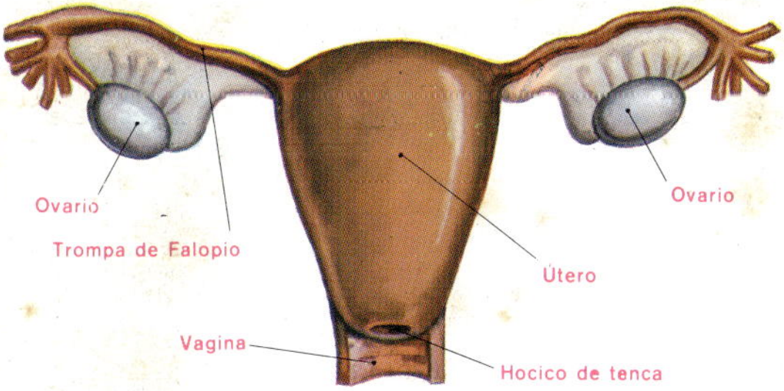

Fig. 1.- Situación de los ovarios.

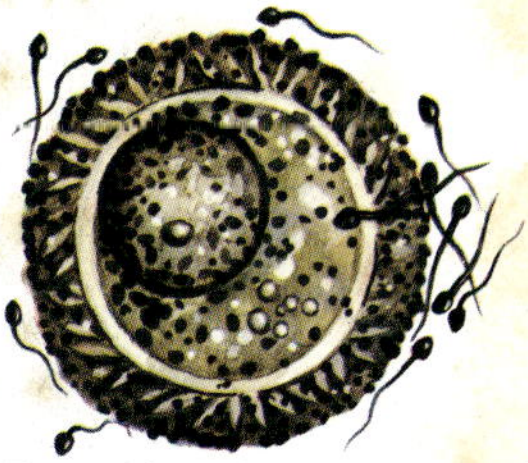

Fig. 2.- Ovulo rodeado de los espermatozoides.

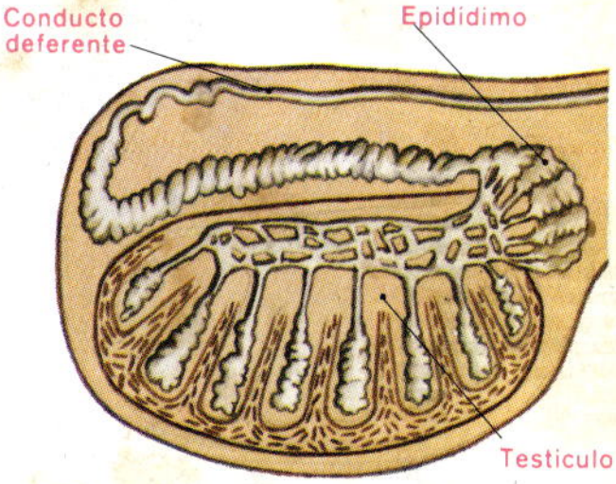

Fig. 4.- Sección de un testiculo con la formación de gónadas.

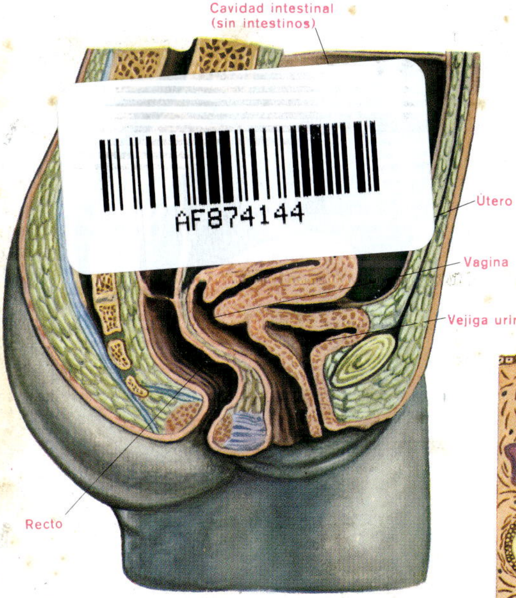

Fig. 3.- Sección sagital de las cavidades femeninas.

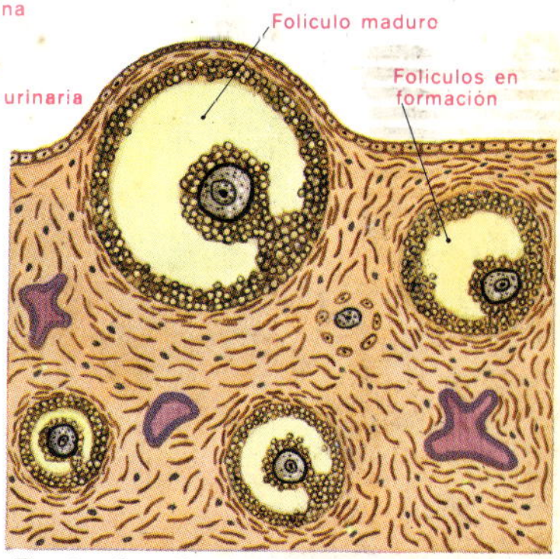

Fig. 5.- Sección de un ovario con varios foli culos en formación, durante el ciclo normal de la mujer.

Infecundos					Fecundos								Infecundos																
1	2	3	4	5	6	7	8	9	10	11	12	13	14	15	16	17	18	19	20	21	22	23	24						
1	2	3	4	5	6	7	8	9	10	11	12	13	14	15	16	17	18	19	20	21	22	23	24	25	26	27	28	29	30
Infecundos											Fecundos								Infecundos										

Fig. 6.- Periodos fecundos e infecundos.

EL EMBARAZO

Desarrollo del feto

El óvulo fecundado continúa su camino hacia el útero, al que tarda cuatro o cinco días en llegar y en el que, con sus fermentos corrosivos, forma una pequeña concavidad, en la que «anida» (fig. 2). Mientras tanto, experimenta un proceso de multiplicación: se divide en dos células; éstas, a su vez, se subdividen en cuatro; estas cuatro, en ocho, etc. (fig. 1). En cierto momento, sin dejar de multiplicarse, las células comienzan a diferenciarse, es decir, a adoptar formas y a asumir funciones distintas, a «especializarse», por decirlo así: unas formarán el esqueleto; otras, el corazón; el sistema nervioso, otras; otras, el aparato digestivo, etc. Durante todo el tiempo que permanece en el seno materno, el pequeño ser se transforma sin cesar, hasta adquirir las características de todos los seres humanos (fig. 3).

El feto, que parte de una sola célula, llega a estar formado por casi 200 millones de ellas y a adquirir un peso que equivale a 1.000 millones de veces el del óvulo inicial; poco a poco los órganos se perfeccionan, el cuerpo adquiere proporciones armoniosas, y el rostro, rasgos definitivos.

Vida intrauterina

Sigamos las etapas principales de esta evolución. (Véanse las láminas A/2, A/3 y A/4.)

Al final del primer mes. El embrión es todavía una masa de células, algo indefinido, pero ya contiene los indicios del complicado organismo que llegará a ser: se inicia la formación del corazón, de los ojos, del hígado, de los riñones, del cerebro; incluso se esbozan ya los miembros. Tiene, aproximadamente, un centímetro de longitud y pesa dos o tres gramos.

Al final del segundo mes. El embrión se ha desarrollado notablemente; aunque sus dimensiones y peso son todavía muy reducidos —mide tres centímetros de largo y pesa cinco o seis gramos—, su aspecto es el de un ser humano en miniatura; ya están formados, aunque rudimentariamente, todos los órganos; los brazos y las piernas no son ya esbozos, sino que están perfectamente modelados; los rasgos del rostro están ya bastante delineados. El cuerpo ha tomado ya forma y ha comenzado a funcionar.

El cerebro, con una configuración similar a la del cerebro adulto, proyecta sus impulsiones, que coordinan el funcionamiento de los otros órganos. El corazón late decididamente. Estómago, riñones e hígado asumen ya su función. Los músculos reaccionan. Sin embargo, es precisamente durante este período de espectacular multiplicación de células cuando la nueva vida es más vulnerable y está más expuesta a las influencias exteriores físicas y químicas, buenas o malas.

A partir de este momento el embrión recibe el nombre de feto, aunque algunos autores consideran que hasta los tres meses no se le puede llamar así.

Al final del tercer mes. ¿Es niño o niña? Al final del tercer mes ya se podría saber; en efecto, ya están formados los órganos sexuales, y el sexo está, pues, bien definido. El feto tiene una longitud de nueve a diez centímetros y pesa, aproximadamente, 100 gramos. El esqueleto está esbozado por completo; todas las partes del cuerpo tienen ya un eficaz sostén. Las líneas del rostro, al principio desproporcionadas, se han armonizado y perfeccionado; el rostro tiene ya aspecto humano.

Al final del cuarto mes. El pequeño ser comienza a dar señales de vida. Alza una pierna, cierra y abre sus manos, gira la cabeza, y todos estos movimientos son percibidos por la madre con gozosa emoción. El cuerpo, revestido de fina piel, es de color rojo intenso; mide ya 21 centímetros de largo y pesa 250 gramos.

Al final del quinto mes. El cuerpo ha experimentado un notable desarrollo y el peso se ha duplicado: mide 27 centímetros y pesa unos 500 gramos. El niño se vuelve inquieto y sus movimientos se hacen más frecuentes.

La cabeza se reviste de una ligera pelusilla: son los primeros y tímidos cabellos; los dientes, todavía en el alvéolo, comienzan a adoptar su forma característica.

El corazón late rápidamente, y el médico, si apoya el estetoscopio sobre el abdomen de la madre, puede percibir el latido del pequeño.

Al final del sexto mes. El feto ha alcanzado un kilo de peso y 33 centímetros de longitud. Sus ojos se abren y se cierran, el rostro está todo arrugado y la piel comienza a revestirse de una secreción producida por las glándulas sebáceas.

PRÓLOGO

Al leer el prólogo que mi padre escribió para la anterior edición de este Atlas, y al que me adhiero cordialmente, he recordado las ocasiones en que he conversado con la autora, y he llegado a la conclusión de que los temas tratados en este libro serán de gran ayuda tanto para las madres como para toda persona interesada por el mundo de los niños.

Tengo el convencimiento de que los cuidados materiales, que ha expuesto la autora con tanto acierto, coadyuvan a perfilar la personalidad del ser humano en formación, que está madurando y que llegará a ser una persona responsable, capaz de alcanzar la felicidad y de procurarla a los demás, de ofrecer con ilusión su ayuda a quienes le rodean o a cualquier semejante que la necesite.

En la época en que vivimos, cuando hay por doquier tanta violencia y tenemos la impresión de que se intenta llevar a la humanidad al desprecio de la vida y de los valores que enaltecen a las personas y las diferencian de otros seres vivientes, cuando parecen devaluarse los sentimientos de amor, afecto, amistad y responsabilidad, creo que obras como ésta pueden contribuir a realzar la importancia del hogar, de la familia, que son fundamentales para el desarrollo armónico del nuevo ser. En una familia equilibrada, el niño no sólo logrará un buen desarrollo físico, sino que la interacción de la inteligencia y el sentimiento le facilitarán una madurez que, sin ellos, no podría alcanzar. Equilibrio significa armonía entre los miembros de la familia, criterios honrados, buenos sentimientos, aceptación de lo bueno como tal y reconocimiento de los errores... Y si en el hogar falta este equilibrio, el niño no podrá aprenderlo, pues no habrá existido para él, y se acostumbrará a dejarse llevar por sus impulsos primarios, a despreocuparse de sí mismo y de los demás. El insuficiente desarrollo de la inteligencia y la inadecuación de los sentimientos harán que el pequeño crezca como un bruto, que tal vez sea un «noble bruto» pero que, dada la escasez de su formación humana, podrá constituir en el futuro un peligro para el prójimo.

Me ha inspirado estos pensamientos la autora de este Atlas, una obra dirigida a las madres, puericultoras y público en general, y que por ello tiene la cualidad de atenerse, más que al rigorismo científico, difícil de asimilar por las personas no especializadas, a conceptos útiles y necesarios, expuestos de una forma clara, concisa y didáctica, tanto en lo que atañe a los textos como a las ilustraciones.

Con este breve prólogo, quiero expresarle a la autora mi felicitación y alentarle para que siga trabajando en esta línea formativa, que ayuda a crear bienestar en un entorno que tanto lo necesita.

DR. P. PUIG MASSANA

FECUNDACION Y EMBARAZO

LA FECUNDACION

El ser humano tiene su origen en la unión de las células sexuales masculina (espermatozoide) y femenina (óvulo) (fig. 2). Esta unión sólo es posible mediante el coito, en el curso del cual el líquido seminal (esperma) eyaculado por el hombre penetra en la vagina de la mujer.

Los óvulos se producen en los ovarios, tienen forma esférica y son de dimensiones microscópicas. Se hallan en el interior de los folículos de Graaf (fig. 5), minúsculas vesículas situadas en la capa periférica de los ovarios.

Los ovarios, glándulas sexuales de la mujer, son dos pequeños cuerpos en forma de almendra, de 3 a 5 centímetros de longitud, 1 a 3 de anchura y 0,5 a 1,5 de espesor, situados cada uno de ellos a un lado de la cavidad de la pelvis (fig. 1).

Durante la vida sexual fecunda de la mujer, que va desde la pubertad (de los 12 a los 15 años) hasta la menopausia (de los 45 a los 50), cada 28 días (duración del ciclo) madura un óvulo (ovulogénesis) alternativamente en uno y en otro ovario. Cuando ha madurado, el óvulo avanza hacia la superficie del folículo —cuya pared se ha ido adelgazando simultáneamente en un punto, por el que se abre—, sale al exterior del ovario, entre los doce y los dieciséis días anteriores a la menstruación, y se introduce en el oviducto o trompa que lo pone en comunicación con la cavidad uterina (ovulación). El óvulo carece de capacidad autónoma de movimiento; si recorre una parte de la trompa es a causa de las contracciones peristálticas de las paredes del oviducto, que lo transportan pasivamente. Su vida, a partir del momento en que se libera del ovario por la rotura del folículo de Graaf, es muy breve, de sólo unas horas. Del folículo vacío se forma el cuerpo amarillo, glándula endocrina que conserva su eficacia durante un tiempo de diez a catorce días aproximadamente.

Los espermatozoides se producen en los tubos seminíferos de los testículos (glándulas sexuales masculinas) (figura 4) y son expulsados al exterior con el esperma durante el acto de la eyaculación. Visto con el microscopio, el espermatozoide tiene forma alargada, cabeza abultada, cuello o segmento intermedio y cola alargada que se estrecha progresivamente hasta su extremo y que, al moverse, le imprime un movimiento de traslación. Se ha supuesto que también realiza un movimiento rotatorio sobre sí mismo. Fuera de las vesículas seminales, si no ha fecundado un óvulo, el espermatozoide muere al cabo de unas 48 horas. Los espermatozoides son numerosísimos: en un hombre en pleno vigor sexual, de 80 a 100 millones por centímetro cúbico de esperma.

La fecundación es el encuentro y la unión de un espermatozoide con el óvulo. Los espermatozoides, que permanecen casi inmóviles en los tubos seminíferos en que se forman, adquieren gran vivacidad de movimiento en el instante de producirse la eyaculación. Se depositan en el fondo del conducto vaginal (fig. 3) y, a través del llamado hocico de tenca, inician el recorrido en el curso del cual pueden encontrar al óvulo; éste, una vez se ha desprendido del ovario, recorre parte del oviducto, y, si encuentra a los espermatozoides, queda fecundado. Si no se realiza este encuentro, el óvulo muere y es expulsado al exterior con el flujo de la menstruación siguiente. Si se ha operado la unión entre el óvulo y el espermatozoide se interrumpe la menstruación.

Sólo una pequeña parte de los espermatozoides llegan a estar en contacto con el óvulo, y solamente uno de ellos penetra en él. El óvulo está recubierto por una membrana que ha de disolverse para que el espermatozoide pueda penetrar en su interior. Las células constitutivas de esta membrana están unidas por una sustancia gelatinosa a base de ácido hialurónico; cada espermatozoide posee una enzima —hialuronidasa— que puede disolver aquella sustancia, pero no en cantidad suficiente para lograrlo rápidamente, antes de perder su vitalidad.

Inmediatamente después de fecundado, el óvulo se recubre con una membrana protectora, que impide la penetración de otros espermatozoides. Salvo el que se ha introducido en el óvulo, todos mueren.

Dos investigadores, Ogino, japonés, y Knaus, austriaco, han establecido, trabajando independientemente, ciertas leyes sobre la fecundación, a las que no debe concederse excesivo valor en la realidad. Según estos autores, las relaciones sexuales que ofrecen mayores posibilidades de producir el embarazo son las realizadas en el período en que el óvulo se libera del ovario, entre los días duodécimo y décimo noveno (ambos inclusive) anteriores al comienzo de la próxima menstruación (fig. 6). En los restantes días debe considerarse irrealizable o muy poco probable la fecundación.

FECUNDACION Y EMBARAZO

EL EMBARAZO

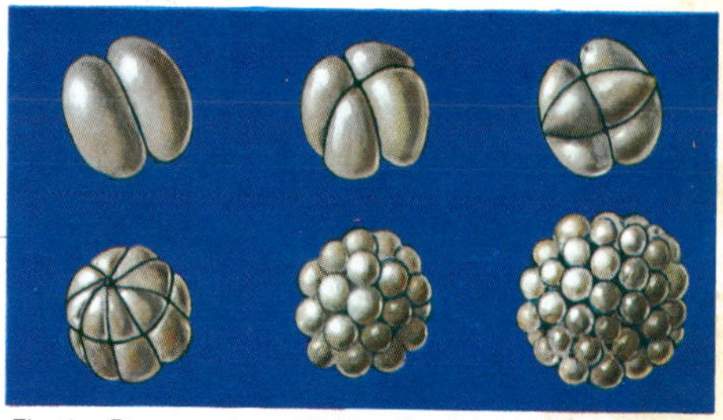

Fig. 1.– Proceso de multiplicación del óvulo y formación de la mórula.

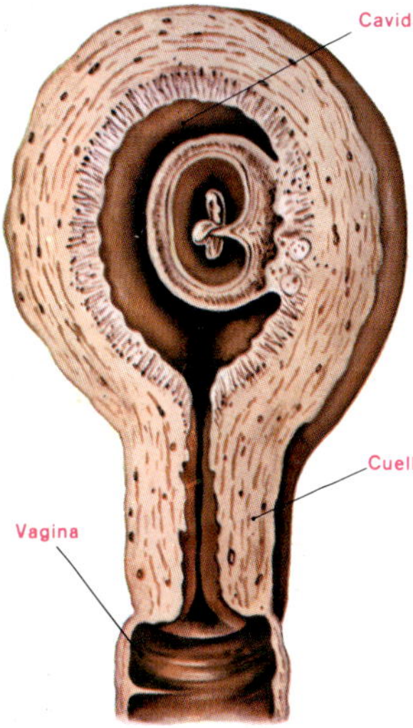

Fig. 2.– Anidación del óvulo dentro de la cavidad uterina.

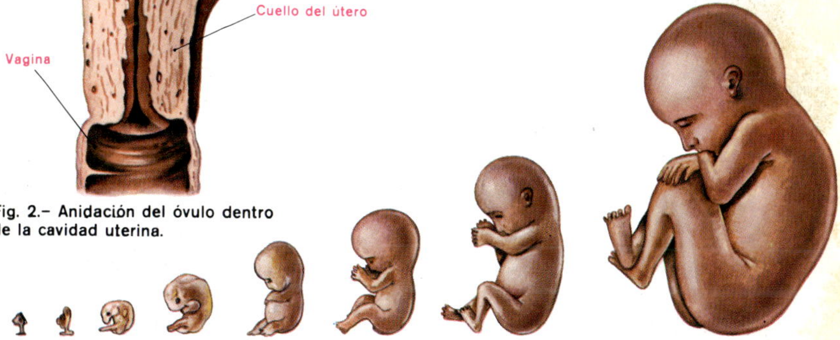

Fig. 3.– Crecimiento del feto. Las seis primeras figuras son a tamaño mitad del real, y las dos últimas, de un tamaño aproximado mitad del real. Durante las primeras semanas, el aumento es apenas de 30 gramos por mes, pero hacia el sexto, el feto aumenta unos 300 gramos mensualmente. Durante los dos últimos meses de un embarazo normal, el feto duplica el peso.

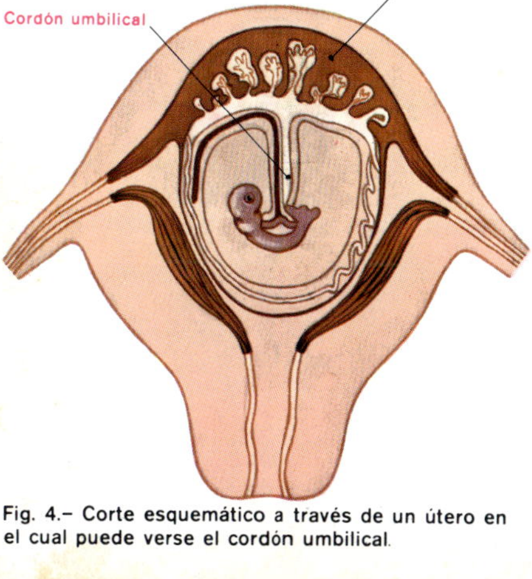

Fig. 4.– Corte esquemático a través de un útero en el cual puede verse el cordón umbilical.

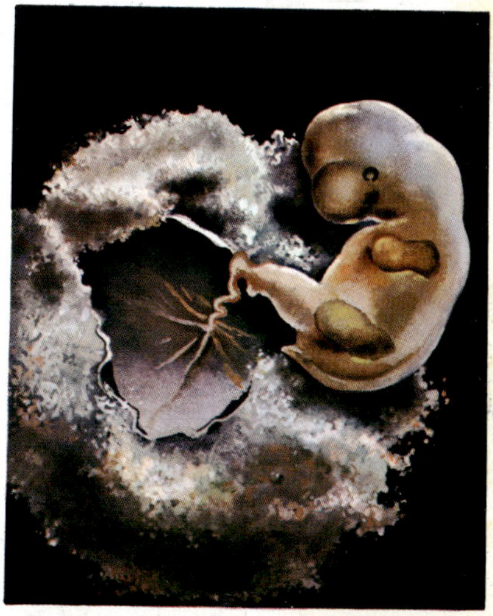

Fig. 5.– Embrión humano de unas 6 semanas con una longitud de 15 mm.

El cabello crece, así como las pestañas y las cejas. Niños y niñas están provistos por igual de mamas. El esqueleto se endurece. Se forman las uñas.

La madre percibe ya claramente los movimientos del niño. Puede incluso reconocer contra su abdomen las manos, los pies, la cabeza del bebé.

Si el niño naciera en este momento, podría emitir algún pequeño grito, y, de alguna forma, lograría deglutir.

En esta etapa, desde el punto de vista médico-legal, el feto es considerado «vivo», aun cuando si nace, salvo excepciones, no logra sobrevivir.

Al final del séptimo mes. El niño pesa ya 1.750 gramos o más y tiene 39 centímetros de longitud; si nace en este momento tiene muchas probabilidades de sobrevivir, pero todo en él es tan débil todavía que requiere cuidados especiales. Aún necesita pasar un par de meses en su ambiente natural, el claustro materno.

Al final del octavo mes. El feto tiene 45 centímetros de longitud y pesa 2.500 gramos. Su piel ya no es arrugada y rojiza, sino tersa y rosada, y el cuerpo ha perdido la fina pelusa (lanugo) que lo cubría uniformemente. El niño es ya muy parecido al de nueve meses, a punto de nacer; si nace ahora, tiene el noventa por ciento de probabilidades de sobrevivir.

Al final del noveno mes. El pequeño ser, ya completamente formado, ha aumentado casi un kilo y ha crecido cinco centímetros en el noveno mes. Su organismo está desarrollado y funciona normalmente; el niño está, pues, en condiciones de vivir fuera del claustro materno, se agita, se mueve, parece querer salir a la luz. La gestación está terminada; el útero de la madre se dilata y, tras un parto más o menos laborioso, según los casos, el pequeño, al fin, nace.

La nutrición. — El óvulo fecundado se nutre, emite escorias, tiene su temperatura, se mueve: en suma, vive. Para poder hacer todo esto y desarrollarse hasta dar origen a un nuevo organismo (embrión, luego feto) necesita, como es natural, alimentarse. Veamos de qué forma logra procurarse la materia nutritiva.

Durante una semana, aproximadamente, el óvulo se nutre de las sustancias que había acumulado antes de la fecundación. Agotadas estas reservas, encuentra ayuda en el útero; el corion, la parte más externa del óvulo, emite unas raíces (vellosidades coriónicas) que penetran en la mucosa uterina, llegan a los vasos sanguíneos y en ellos toman su alimento.

Hacia el tercer mes, este sistema de alimentación ya no puede, sin embargo, satisfacer por completo las exigencias del embrión: algunos pelos coriónicos se atrofian, y los demás se ramifican abundantemente y entran en relación más estrecha con la mucosa uterina. La placenta está constituida, pues, por una parte de origen fetal (las vellosidades) y por otra de origen materno (la mucosa uterina modificada, que se llama decidua) y desempeña una misión muy importante: regula los intercambios respiratorios y nutritivos entre la madre y el feto (lám. A/2, figs. 4 y 5).

A través de la placenta, la sangre materna cede a la sangre del feto oxígeno para la respiración y grasas, hidratos de carbono, proteínas y algunas vitaminas para la nutrición, y la libera del anhídrido carbónico y de los productos de desecho.

La circulación. — No existe en el feto una clara división entre circulación venosa y circulación arterial; la sangre venosa está, pues, mezclada con la arterial. Este fenómeno, normal durante la vida fetal, no puede persistir después del nacimiento. Al nacer el niño, estas circulaciones se independizan; en caso contrario, se presentan complicaciones que pueden llegar a causar la muerte del pequeño.

El aparato respiratorio. — No funciona durante la vida fetal; la sangre del feto recibe el oxígeno de la sangre materna que llega a la placenta.

El aparato renal. — Los riñones comienzan a funcionar en el cuarto mes, pero su actividad es más bien reducida. Las sustancias de desecho del feto pasan a la sangre materna a través de la placenta, y ésta las elimina a través de los riñones. Por esta razón, entre otras, durante el embarazo los riñones de la madre están sometidos a un funcionamiento intenso.

El aparato digestivo. — Su actividad es casi nula. El hecho de que nazcan niños vivos que carecen por completo de intestino, o lo tienen atrofiado, demuestra que este aparato tiene muy relativa importancia durante toda la vida fetal.

El sistema nervioso. — El sistema nervioso vegetativo, es decir, aquel que regula algunos movimientos (los contráctiles del corazón, los del aparato digestivo, etc.), entra en acción a partir del cuarto mes de vida fetal, mientras las otras partes del sistema nervioso parecen adormecidas.

FECUNDACION Y EMBARAZO

EL EMBARAZO

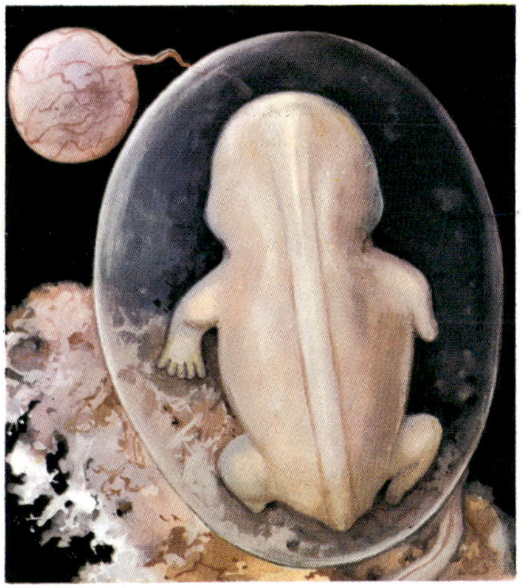

Fig. 1.– El feto, dentro de la cavidad uterina, a las 6 semanas de gestación.

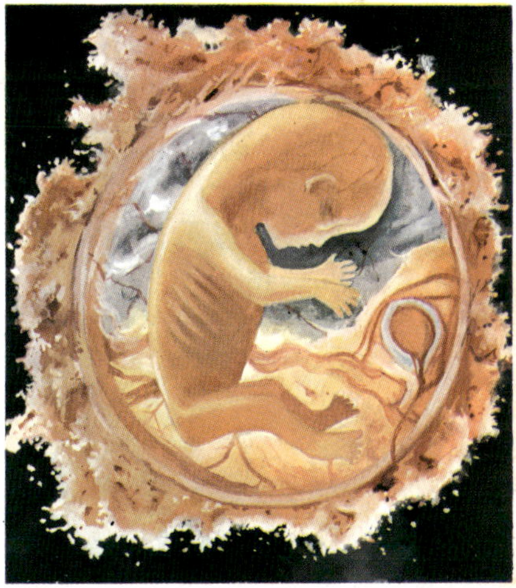

Fig. 2.– Aspecto de un feto de 11 semanas.

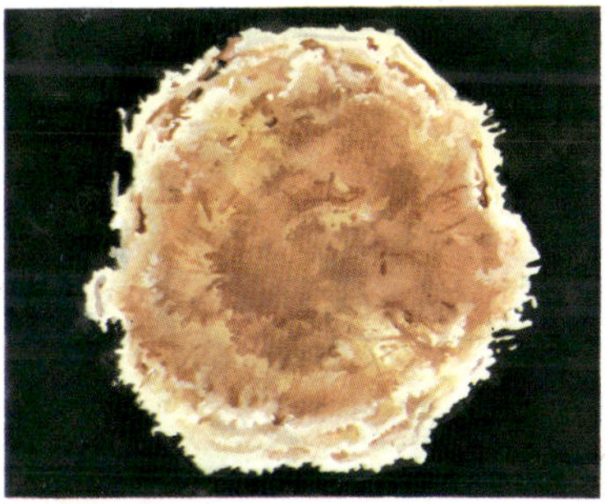

Fig. 3.– Aspecto de la placenta a las 11 semanas de gestación.

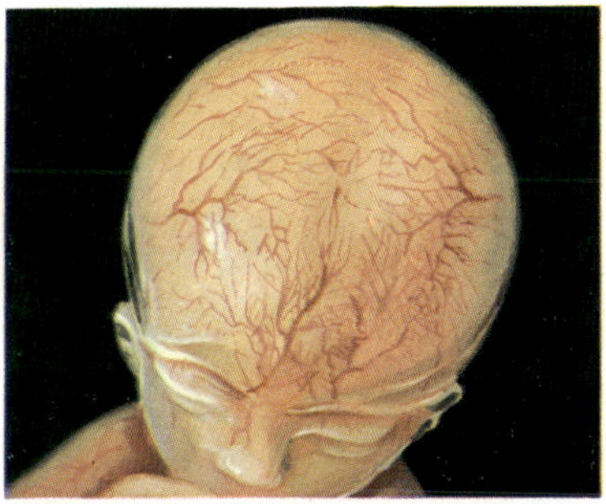

Fig. 4.– La cabeza de un feto de, aproximadamente, 12 semanas.

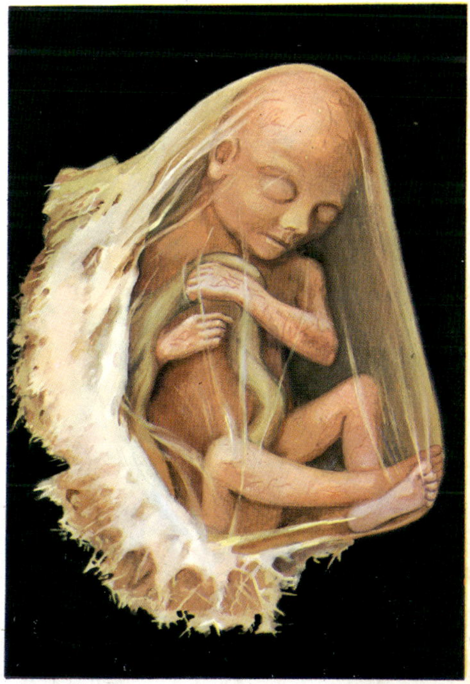

Fig. 5.– Un feto, aproximadamente a las 16 semanas de gestación.

SINTOMAS Y DIAGNOSTICO DEL EMBARAZO

No es fácil diagnosticar con certeza, en sus comienzos, un embarazo, a pesar de que se manifiesten ciertos síntomas característicos, que ahora veremos, y de la eficacia comprobada de ciertas pruebas: análisis de orina y revisiones médicas.

El síntoma de mayor valor es el cese de la menstruación, aunque a veces, iniciado el embarazo, sigue produciéndose una pequeña pérdida.

Aparte la interrupción de la menstruación en mujeres con períodos regulares, en las que la regla puede también retrasarse por otras causas, los signos más importantes del embarazo son:

Náuseas matinales, cuando la salud y el estado general no aparenten haberse alterado.

Sensación de hormigueo en los pechos, acompañada muy frecuentemente por una vaga impresión de plenitud y de dilatación.

Cambio de color en la piel, que adquiere un tono más oscuro alrededor de los pezones (cloasma). También cambia a veces el color de la piel en otras regiones del cuerpo.

Aumento del volumen del vientre (como iremos viendo en láminas sucesivas) a la par que la matriz se desarrolla para dar cabida al feto.

Molestias en la vejiga urinaria.

Otra señal aparece al principio del embarazo: la irritabilidad de la vejiga urinaria, que obliga a vaciarla con frecuencia aun sin verdadera necesidad.

A partir del tercer mes desaparece este trastorno al aumentar el útero considerablemente, invadir la cavidad abdominal y dejar de estimular la vejiga urinaria.

El aumento de peso es otro síntoma característico, y así el cuerpo (y hasta el rostro) parecen más llenos. Sin embargo, la mayor parte de las mujeres no aumentan de peso hasta el tercer mes de embarazo.

Además de los señalados, que son los más frecuentes, se observan otros síntomas: apetito desordenado y caprichoso y mucho sueño.

También se puede experimentar aversión hacia ciertos olores, como los producidos por el humo o por algunos alimentos.

Mediante ciertas pruebas practicadas con orina de la embarazada, incluso efectuadas por ella misma con productos farmacéuticos, o por el especialista, casi siempre se puede diagnosticar el embarazo antes de llegar a los diez días de retraso en la menstruación.

Cuando el embarazo no es el primero, cabe que la mujer logre diagnosticarlo antes que el propio médico, ya que a la primera manifestación (a veces de tipo muy peculiar e individual) puede adquirir la certidumbre de que se halla encinta.

DURACION DEL EMBARAZO EN LA MUJER

Una gestación «a término» dura alrededor de 280 días a partir del primero de la última menstruación.

Los partos que se realizan en el espacio de tiempo comprendido entre los 275 y los 285 días son considerados normales. Si se producen unos días antes (alrededor de 10) de estos límites se denominan partos precoces; si ocurren antes de los 265 días se consideran prematuros. Son tardíos aquellos en que el niño nace después de los 285 días.

LA FECHA DEL PARTO

Una vez confirmado el embarazo, casi todas las mujeres desean saber lo más exactamente posible la fecha en que ha de producirse el alumbramiento. ¿Cómo calcular esta fecha?

Teóricamente, el cálculo debería hacerse añadiendo a la fecha de la última menstruación los 280 días necesarios para la gestación, pero como la concepción no suele producirse inmediatamente después de cesar el ciclo menstrual, sino al cabo de unos días, cuando el organismo se halla en estado propicio para ello (ordinariamente unos 14 días después de empezar la última regla, o sea en el período de ovulación), este cálculo no permite precisar el día exacto del parto, sino la fecha aproximada en que ha de producirse.

Véase el cuadro de la figura 3, que hará más fácil el cálculo de la fecha del alumbramiento. Cada apartado horizontal comprende dos numeraciones: la superior corresponde al día en que comenzó la última regla; inmediatamente debajo se encuentra el día presumible del parto.

Para, con ayuda de este cuadro, fijar la fecha aproximada del alumbramiento —siempre que éste sea normal— debe partirse de la del primer día de la última menstruación y volver atrás en la cuenta tres meses menos siete días, o bien añadirle nueve meses y siete días, y se tendrá con aceptable aproximación el mes y el día en que verosímilmente ha de producirse el parto. Su uso es sencillo.

FECUNDACION Y EMBARAZO

SINTOMAS DEL EMBARAZO

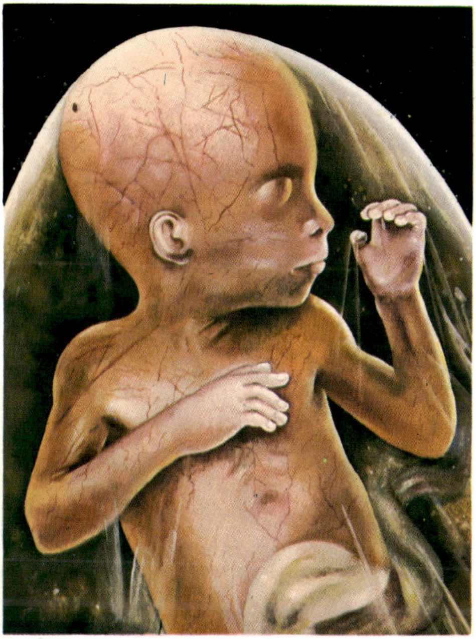

Fig. 1.– El feto dentro del útero a las 18 semanas de gestación.

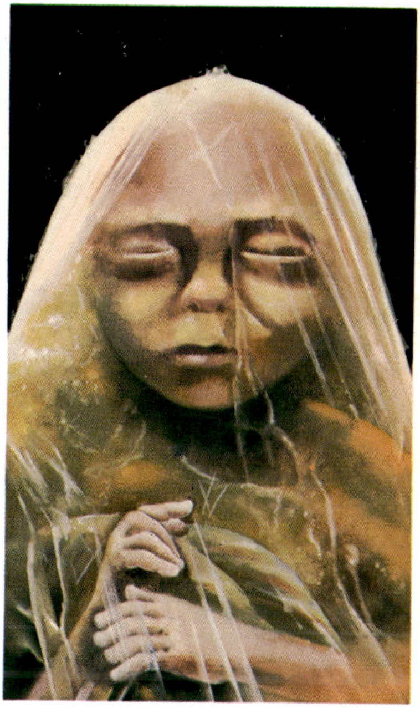

Fig. 2.– El feto a las 28 semanas.

Enero	1	2	3	4	5	6	7	8	9	10	11	12	13	14	15	16	17	18	19	20	21	22	23	24	25	26	27	28	29	30	31	Enero
OCTUBRE	8	9	10	11	12	13	14	15	16	17	18	19	20	21	22	23	24	25	26	27	28	29	30	31	1	2	3	4	5	6	7	NOVIEMBRE
Febrero	1	2	3	4	5	6	7	8	9	10	11	12	13	14	15	16	17	18	19	20	21	22	23	24	25	26	27	28				Febrero
NOVIEMBRE	8	9	10	11	12	13	14	15	16	17	18	19	20	21	22	23	24	25	26	27	28	29	30	1	2	3	4	5				DICIEMBRE
Marzo	1	2	3	4	5	6	7	8	9	10	11	12	13	14	15	16	17	18	19	20	21	22	23	24	25	26	27	28	29	30	31	Marzo
DICIEMBRE	6	7	8	9	10	11	12	13	14	15	16	17	18	19	20	21	22	23	24	25	26	27	28	29	30	31	1	2	3	4	5	ENERO
Abril	1	2	3	4	5	6	7	8	9	10	11	12	13	14	15	16	17	18	19	20	21	22	23	24	25	26	27	28	29	30		Abril
ENERO	6	7	8	9	10	11	12	13	14	15	16	17	18	19	20	21	22	23	24	25	26	27	28	29	30	31	1	2	3	4		FEBRERO
Mayo	1	2	3	4	5	6	7	8	9	10	11	12	13	14	15	16	17	18	19	20	21	22	23	24	25	26	27	28	29	30	31	Mayo
FEBRERO	5	6	7	8	9	10	11	12	13	14	15	16	17	18	19	20	21	22	23	24	25	26	27	28	1	2	3	4	5	6	7	MARZO
Junio	1	2	3	4	5	6	7	8	9	10	11	12	13	14	15	16	17	18	19	20	21	22	23	24	25	26	27	28	29	30		Junio
MARZO	8	9	10	11	12	13	14	15	16	17	18	19	20	21	22	23	24	25	26	27	28	29	30	31	1	2	3	4	5	6		ABRIL
Julio	1	2	3	4	5	6	7	8	9	10	11	12	13	14	15	16	17	18	19	20	21	22	23	24	25	26	27	28	29	30	31	Julio
ABRIL	7	8	9	10	11	12	13	14	15	16	17	18	19	20	21	22	23	24	25	26	27	28	29	30	1	2	3	4	5	6	7	MAYO
Agosto	1	2	3	4	5	6	7	8	9	10	11	12	13	14	15	16	17	18	19	20	21	22	23	24	25	26	27	28	29	30	31	Agosto
MAYO	8	9	10	11	12	13	14	15	16	17	18	19	20	21	22	23	24	25	26	27	28	29	30	31	1	2	3	4	5	6	7	JUNIO
Septiembre	1	2	3	4	5	6	7	8	9	10	11	12	13	14	15	16	17	18	19	20	21	22	23	24	25	26	27	28	29	30		Septiembre
JUNIO	8	9	10	11	12	13	14	15	16	17	18	19	20	21	22	23	24	25	26	27	28	29	30	1	2	3	4	5	6	7		JULIO
Octubre	1	2	3	4	5	6	7	8	9	10	11	12	13	14	15	16	17	18	19	20	21	22	23	24	25	26	27	28	29	30	31	Octubre
JULIO	8	9	10	11	12	13	14	15	16	17	18	19	20	21	22	23	24	25	26	27	28	29	30	31	1	2	3	4	5	6	7	AGOSTO
Noviembre	1	2	3	4	5	6	7	8	9	10	11	12	13	14	15	16	17	18	19	20	21	22	23	24	25	26	27	28	29	30		Noviembre
AGOSTO	8	9	10	11	12	13	14	15	16	17	18	19	20	21	22	23	24	25	26	27	28	29	30	31	1	2	3	4	5	6		SEPTIEMBRE
Diciembre	1	2	3	4	5	6	7	8	9	10	11	12	13	14	15	16	17	18	19	20	21	22	23	24	25	26	27	28	29	30	31	Diciembre
SEPTIEMBRE	7	8	9	10	11	12	13	14	15	16	17	18	19	20	21	22	23	24	25	26	27	28	29	30	1	2	3	4	5	6	7	OCTUBRE

Fig. 3.– Tabla para determinar la fecha del parto. En la primera fila de cada renglón, el día en que falta la menstruación; debajo, la fecha del parto normal.

QUE DEBE HACERSE DURANTE EL EMBARAZO

La visita al especialista

Una vez tenga la certidumbre de estar embarazada, la gestante debe visitar a un buen médico especialista.

Sólo un médico puede decir si el corazón, los pulmones u otros órganos son realmente normales y aconsejar lo que debe hacerse cuando existen alteraciones en alguno de ellos.

El examen médico

Este examen deberá ir precedido por una historia clínica completa de ambos progenitores, y también de sus padres. El médico calculará la fecha aproximada del parto y reconocerá ojos, oídos, nariz, dientes, garganta, mamas y pezones, pulmones y corazón; medirá la presión arterial y la pelvis; hará análisis de orina, exámenes externo del abdomen, interno de la pelvis, del factor Rh y del flujo vaginal, recuento globular y reacción Wassermann y pesará a la gestante.

Según los resultados, el médico aconsejará sobre dieta (véanse figs. 1 y 2, lám. A/6 y fig. 7, lám. A/7), reposo, distracciones, ejercicio, etc.

En este estado ocurren cambios rápidos, que la gestante no puede apreciar, en la sangre, en la presión sanguínea, en las glándulas, en la orina y en el organismo en general.

El médico deberá dar a conocer a los futuros padres los síntomas anormales en el embarazo y aconsejarles lo que deben hacer si se presentaran. Les explicará igualmente los signos de la proximidad del parto.

Nunca será excesiva la atención que se preste a la mujer embarazada, ya que las anormalidades previstas a tiempo tienen fácil remedio.

Análisis diversos

El análisis de orina. — Debe realizarse sistemáticamente cada mes.

Cantidad de orina. — La cantidad de orina emitida en el transcurso de 24 horas debe oscilar entre litro y litro y medio. En algunos casos se debe realizar un minucioso análisis; para ello se extrae la orina directamente de la vejiga, mediante una pequeña sonda.

Análisis fisicoquímico. — Las principales sustancias que se buscan en la orina de la embarazada son azúcar, albúmina, y sangre.

El azúcar. Durante la segunda mitad del período de gestación y durante la lactancia se puede encontrar hasta medio gramo de azúcar de leche (lactosa) en la orina recogida en 24 horas; esta cifra se considera normal.

La albúmina. No siempre la presencia de leves cantidades —0,25 por litro— de albúmina en la orina es síntoma de alteraciones renales; algún esfuerzo, la dieta con demasiadas proteínas y el mismo embarazo pueden provocar una ligera albuminuria.

Es tolerable la existencia de vestigios de albúmina en la orina; pero si los valores aumentan se corre el riesgo de un estado de intoxicación. En este caso debe consultarse.

La orina con sangre. En la orina normal nunca se encuentra sangre. Si la hay es porque existe inflamación de la vejiga, varices, cálculos vesiculares o renales, una pielonefritis inicial o síntomas de nefritis o hiperemesis tóxica.

Hemoglobina. — Esta prueba se hace porque en el embarazo es normal una ligera anemia, y una cifra baja de hemoglobina la pondrá de manifiesto. Será conveniente medicarse para contrarrestarla.

Otras pruebas. — Para que el parto se desarrolle normalmente es esencial que el médico descubra a tiempo cualquier enfermedad.

Si hay algún trastorno tiroideo, conviene efectuar una prueba de metabolismo basal.

Cuando se sospeche la existencia de fiebre reumática o de padecimientos del corazón se harán examen electrocardiográfico o radiografías del tórax.

Otra prueba que se debe hacer es la de la glucemia si el análisis de orina indica posible diabetes (azúcar).

Una ecografía podrá determinar la forma de la pelvis, dato de interés para el especialista.

El factor Rh

Puede ocurrir que de padres con salud perfecta venga al mundo un niño con una anemia muy grave llamada «eritroblastosis fetal».

Este accidente es muchos menos frecuente en el primer hijo que en los demás. ¿Por qué?

El factor Rh existe normalmente en la sangre de la mayoría de la gente. Sólo la sangre de unas 15 personas entre 100 carece de esta sustancia, y se dice de ellas que son «Rh negativos»; las demás son «Rh positivos».

FECUNDACION Y EMBARAZO

QUE DEBE HACERSE DURANTE EL EMBARAZO

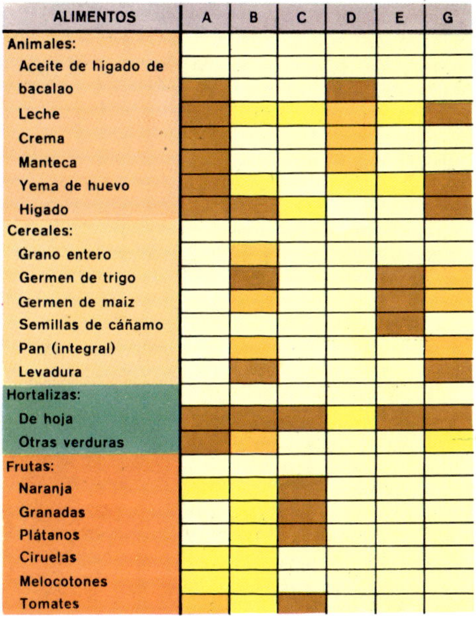

Fig. 1.– Contenido vitamínico de los principales alimentos. Amarillo: presencia de la vitamina; anaranjado claro: buena fuente; anaranjado oscuro: fuente excelente.

Vit. A	Merman al hervir, a menos que se excluya el agua.
Vit. B	La soda las destruye. Pérdida al hervirlas en mucha agua.
Vit. C	Se destruye por efecto del calor prolongado, y al secarse; por ejemplo: repollo, leche. Los tomates no se afectan por el calor ni al secarse.
Vit. D	No se alteran rápidamente por el calor.
Vit. E	No se destruyen fácilmente.
Vit. G	Merma al hervir en demasiada agua. El calor no la afecta.

Fig. 2.– Efectos del calor, del hervido y del secado en cada una de las principales vitaminas.

Vit. A	Inflamación de los ojos. Falta de crecimiento. Poca resistencia a las infecciones. Esterilidad.
Vit. B	Pérdida de apetito. Indigestión. Falta de crecimiento. Nerviosidad. Constipación. Reproducción anormal. Lactancia deficiente.
Vit. C	Boca irritada. Articulaciones rígidas. Mala dentadura. Dolores efímeros. Irritabilidad. Retraso en el crecimiento. Trastornos digestivos.
Vit. D	Huesos blandos. Mala dentadura. Deformidades óseas. Malos pulmones. Metabolismo bajo.
Vit. E	Lactancia deficiente. Placenta en malas condiciones. Esterilidad.
Vit. G	Trastornos digestivos. Desarrollo imperfecto. Falta de vigor. Lactancia deficiente.

Fig. 3.– Casos distróficos que las vitaminas contribuyen a prevenir.

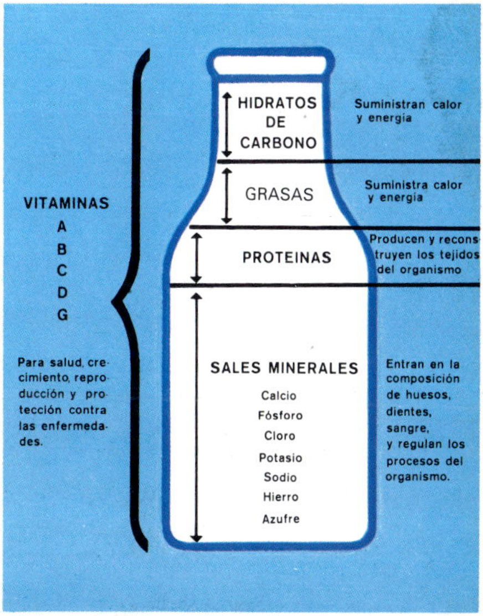

Fig. 4.– Composición y contenido vitamínico de un litro de leche.

Cómo actúa. — Cuando un germen infeccioso penetra en él, nuestro organismo contraataca produciendo unas sustancias, llamadas anticuerpos, que neutralizan los gérmenes y nos inmunizan contra futuras agresiones. Así, muchas enfermedades padecidas una vez ya no se repiten.

Si un individuo Rh negativo recibe, en lugar de gérmenes, una transfusión de sangre con factor Rh se formarán, en la suya, lo mismo que en los casos de infecciones, los anticuerpos que la defienden contra esa sustancia extraña. Si la misma persona recibe a continuación otras transfusiones, los anticuerpos se lanzarán al asalto de la nueva sangre recibida, que contiene el factor Rh, y la destruirán.

Lo que ocurre en el embarazo. — Si una mujer sin factor Rh y un hombre Rh positivo conciben un hijo, éste puede heredar de su padre el factor Rh. La sangre del niño, al entrar en relación con la de su madre, produce la aparición de anticuerpos. En el primer embarazo, la placenta obra como una barrera, y los anticuerpos no producen demasiados daños (fig. 3).

Pero en los siguientes embarazos los anticuerpos salen en defensa de la sangre de la madre y asaltan los glóbulos rojos del niño, que contienen Rh. Así los anticuerpos maternos vencen y llegan a destruir la sangre del hijo: es la enfermedad «hemolítica», «destructora de los glóbulos de la sangre».

La enfermedad hemolítica no se presenta en todos los casos en que hay diferencia de factor Rh entre el padre y la madre, sino sólo en aquellos en que ese factor sensibiliza los glóbulos rojos, o hematíes.

Precauciones que deben adoptarse. Cada mujer debe conocer su situación por lo que se refiere al Rh. En el caso de que la mujer sea Rh negativo y el hijo Rh positivo, se suministrará a la madre la gamaglobulina Anti-D, dentro de un plazo que en ningún caso será superior a tres días después del parto. En el caso de haber sufrido un aborto, aunque se desconozca el factor Rh del feto abortado, también se procederá a la administración de la gamaglobulina.

A veces se reemplaza completamente la sangre enferma del recién nacido mediante una exsanguinotransfusión.

Cómo analizar la sangre. — El análisis de la sangre es muy simple y breve. Se hace al mismo tiempo que el del grupo sanguíneo.

El cuidado de la dentadura

Durante el embarazo suele presentarse en la boca una mayor acidez, y ésta puede dañar la dentadura. Si se tiene un diente enfermo, puede correrse la infección a toda la boca, y las toxinas se van difundiendo por el organismo; por tanto la dentadura debe examinarse bien.

La mujer puede proteger sus dientes en este período, en que se pican más fácilmente, por medio de una dieta que le suministre los suficientes elementos para los huesos y dientes del niño a la vez que provea a sus propias necesidades.

El cuidado de las mamas

A partir del sexto mes del embarazo la gestante deberá lavar cuidadosamente sus pezones, pues durante la gestación fluye una secreción, que se seca, y los tejidos que quedan debajo de ella se ponen sensibles y el pezón se irrita.

El pezón se lavará con agua y jabón, utilizando un algodón para ello. Luego podrá aplicarse cualquiera de las cremas farmacéuticas existentes en el mercado.

En el embarazo se aconseja usar sostenes bien moldeados, a fin de mantener los senos en posición adecuada.

El cuidado de la piel

La piel es un órgano de eliminación; al mismo tiempo, ayuda a nivelar la temperatura del cuerpo. Un baño diario favorece la eliminación y actúa como tónico: es sedante y refresca. En las mujeres gestantes aumenta la transpiración y suelen producirse aspereza de la piel y hasta salpullidos. Son aconsejables, tras el baño diario, las fricciones enérgicas, la ingestión de líquidos y el reposo.

La eliminación

En esta época la mujer ha de eliminar los residuos de su propio cuerpo y también los del hijo. Los elimina por medio de sus intestinos y sus riñones, su piel y sus pulmones. Los intestinos se evacuarán a diario. Evítese la constipación comiendo fruta, verduras y alimentos ricos en residuos y bebiendo líquidos (fig. 2). No es prudente recurrir a enemas o purgantes sin orden del médico. Si el vientre se mantiene corriente, los riñones se ven aliviados de una parte de su función.

Atlas de PUERICULTURA

POR **ANA MARIA CALERA** PROFESORA DE A. S.

Serie **A** Núm. **6**

FECUNDACION Y EMBARAZO

QUE DEBE HACERSE DURANTE EL EMBARAZO

ALIMENTOS RICOS EN HIERRO		ALIMENTOS RICOS EN COBRE		ALIMENTOS RICOS EN CALCIO	ALIMENTOS QUE PROVEEN DE FOSFORO	ALIMENTOS RICOS EN YODO
Yema de	Ciruelas	Ostras	Coliflor	Leche	Leche	Pescados
huevo	Dátiles	Hígado ternera	Pasas	Queso	Queso	Mariscos
Hígado	Higos	Setas	Berenjenas	Legumbres	Carnes	
Riñones	Uvas	Cacao o	Pollo	Huevos	Huevos	En zonas bo-
Mollejas	Melocotones	chocolate	Nueces	Harina de	Harina de	ciógenas pue-
Ostras	Duraznos	Pescados y	Cereales	avena	avena	den adminis-
Espinacas	Manzanas	mariscos	Raíces y		Verduras	trarse sales
Melaza	Patatas	Melaza	tubérculos			yodadas
Judías secas	Verduras	Lentejas	Verduras			
Cereales	de hoja	Espárragos	Frutas			

Fig. 1.– Tabla de la dieta de la futura madre.

AGUA	HORTALIZAS	FRUTAS, CRUDAS Y COCIDAS	PAN Y CEREALES MORENOS
De 8 a 10 vasos de agua por día 1 a 2 tazas, si es posible, de agua (preferible fría) antes del desayuno	Tomates Lechuga Espinacas o cualquier verdura de hoja Judías verdes Remolachas Cebollas Zanahorias Patatas asadas	Fresas Manzanas Naranjas Ciruelas Higos Melocotones Duraznos Peras Mandarinas	Trigo integral Graham Centeno Trigo En el desayuno: comidas malteadas Harina de avena

Fig. 2.– Alimentos que estimulan el intestino.

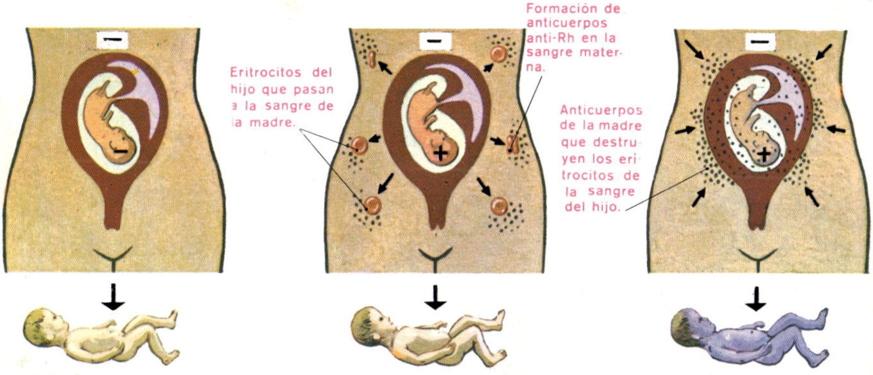

Fig. 3.– Influencia del factor Rh en el embarazo. En A: ambos cónyuges son Rh^-, los hijos no sufren ningún trastorno. En B y C: la madre es Rh^- y el padre Rh^+, los hijos serán Rh^+.

ALIMENTACION Y CUIDADOS DURANTE EL EMBARAZO

Importancia de la dieta

La alimentación o dieta de la futura madre es importantísima (fig. 3): 1) para mantener sus fuerzas habituales (la madre que come insuficientemente por inapetencia o porque su situación económica no le permite comer más o mejor pierde fuerzas y disminuye su resistencia); 2) porque ha de prepararse para el parto (aumentando su energía muscular durante el período prenatal); 3) porque así se abreviará su convalecencia; 4) porque la dieta contribuye a ponerla en buenas condiciones para amamantar al niño, y 5) porque, desde la concepción hasta el nacimiento, el feto crece y se desarrolla. En el momento de nacer, un niño normal ha desarrollado todos los delicados y complejos sistemas de su cuerpo: más de 200 huesos, 20 brotes dentarios, así como el cerebro, cuyo tamaño es la cuarta parte del que tendrá cuando sea adulto.

El reposo y el sueño

El reposo suficiente es una de las más eficaces contribuciones para un estado de salud normal (fig. 2). Durante el embarazo, la gestante deberá conservar sus fuerzas evitando toda pérdida innecesaria de energía. Descansará varias veces al día, aunque sólo sea diez minutos cada vez. Este reposo relajará sus músculos y hará descansar a otros órganos, poniéndolos en condiciones de realizar la función extraordinaria que en tales momentos se requiere de ellos.

El dolor y la rigidez de los músculos que siguen a un exceso de ejercicio tienen por causa la presencia de sustancias químicas producidas por las combustiones que en todo órgano que trabaja se verifican, sustancias que se acumulan en los tejidos. Muchas de ellas, que envenenarían la sangre, y ello afectaría al feto, se eliminan del organismo durante el reposo, y en particular durante el sueño.

No se puede determinar cuántas horas de sueño son necesarias: ello depende de cada individuo. La mujer embarazada debe dormir de ocho a nueve horas, en un lecho confortable y en una habitación ventilada, sin corrientes de aire.

Hay para la embarazada varias maneras de descansar: permanecer acostada y relajar completamente los músculos, aunque sólo sea durante unos minutos, dos veces al día; sentarse o tenderse al sol cuando el tiempo lo permita; realizar las tareas cotidianas, siempre que sea posible, sentada, en lugar de permanecer de pie, y sentarse con los pies levantados. Debe descansar antes de emprender una actividad que canse. El reposo es un antídoto contra la tensión nerviosa y contra la fatiga física.

El aire libre y el sol

El aire libre y el sol constituyen dos buenos tónicos, tranquilizan la mente, estimulan el sueño, despiertan el apetito y son necesarios para que el cuerpo asimile totalmente los alimentos (figura 1). A las gestantes que reciben poco sol, los médicos suelen recetarles aceite de hígado de bacalao, especialmente durante los meses de invierno. El aire fresco suministra oxígeno para el bebé y ayuda a eliminar los residuos del cuerpo por medio de los pulmones. El feto depende de la madre para la provisión del oxígeno que ha menester.

El ejercicio

El ejercicio deberá regularse de acuerdo con el estado de salud y las obligaciones. Caminar es el ejercicio más fácil para la mayoría de las mujeres (fig. 1). Pueden practicarse deportes no violentos, pero siempre que no exista peligro de aborto.

El trabajo

La mujer embarazada no tiene por qué interrumpir su trabajo, si éste no reviste una peligrosidad especial. Muchas mujeres trabajan durante su embarazo hasta pocos días antes de dar a luz.

Las distracciones y diversiones

La mujer necesita distraerse en esta época (fig. 2). Al futuro padre, por su parte, le toca procurar que disfrute de las cosas que más le agraden: cine, televisión, reuniones de amigos, etc.

Las relaciones sexuales

Deberán los padres consultar con el médico sobre la norma a seguir en sus relaciones sexuales durante el tiempo del embarazo y en los meses que seguirán al parto.

Muchos consideran peligroso el coito durante el mes que sigue a la primera falta, período de tiempo en que es a menudo causa de aborto, y también durante los dos últimos meses del embarazo por la posibilidad de que produzca infección del conducto genital o alumbramiento prematuro.

FECUNDACION Y EMBARAZO

ALIMENTACION Y CUIDADOS DURANTE EL EMBARAZO

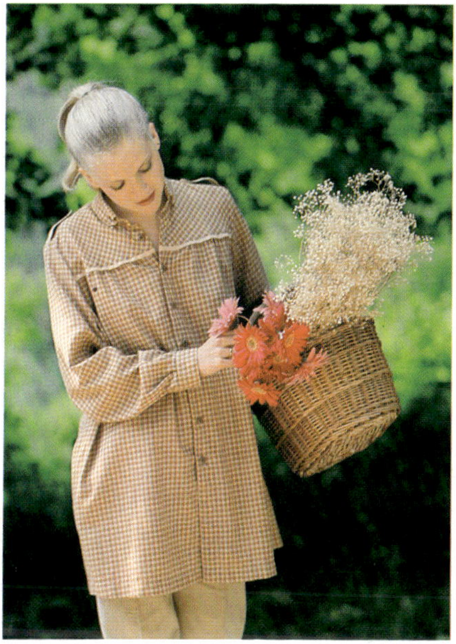

Fig. 1.– Pasear simplemente al aire libre puede ser un ejercicio muy saludable.

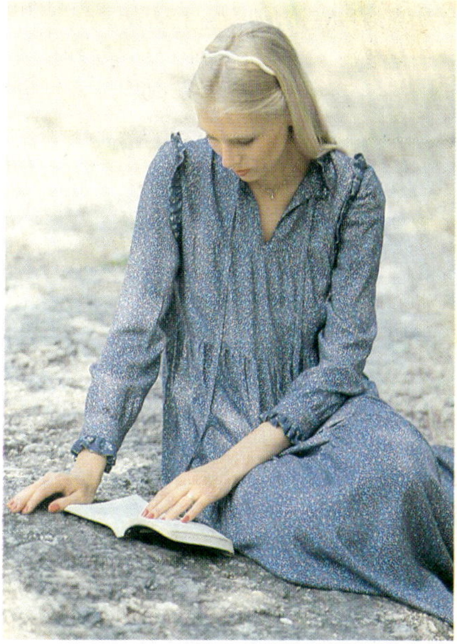

Fig. 2.– La lectura es un sedante para la mente y el cuerpo.

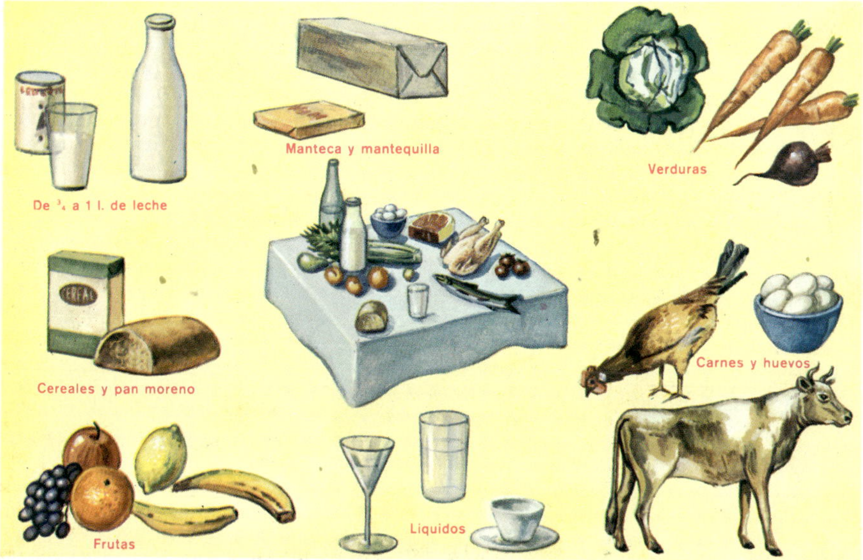

Fig. 3.– Alimentos necesarios en la dieta diaria durante el embarazo.

ALGUNAS MOLESTIAS EN EL EMBARAZO

Trastornos más frecuentes

Durante el embarazo son habituales en la mujer ciertos trastornos. Las molestias más corrientes son:

Vómitos. — Los vómitos, con náuseas matinales, son las más frecuentes.

Digestión difícil y ardores de estómago. — La dificultad de la digestión puede provocar también hiperacidez.

Durante el embarazo, el hígado no funciona bien, y su acción desintoxicante se ve limitada.

Estreñimiento. — Es un trastorno difícil de evitar. Hay que prescindir de los alimentos que estriñen (arroz, pan, té, chocolate, cerveza, licores, carne) y dar preferencia a los laxantes (verduras hervidas con aceite crudo de oliva, frutas, etc.).

Nunca deben utilizarse purgantes fuertes, sino laxantes suaves.

Prurito o picor. — Durante el embarazo puede presentarse comezón de la piel. Se trata de irritaciones molestas, pero nada serias. Son eficaces como remedio las aplicaciones locales de solución de ácido bórico o de bicarbonato de sosa, baños de afrecho (salvado) o de harina de avena y de agua tibia sin jabón.

Excesiva dilatación de la piel: veteados. — Denominamos veteados a unas franjas paralelas rojoamoratadas que aparecen a partir del cuarto mes en el abdomen, y también en los senos, causadas por la excesiva dilatación de la piel y por la rotura de las fibras del tejido conjuntivo subcutáneo. En el último período del embarazo la nutrición de la piel es deficiente: la sangre riega una superficie más grande, porque la piel del abdomen se distiende exageradamente. Hay algunas cremas con hormonas, pero su resultado se debe más a su acción mecánica que a sus efectos químicos.

Hinchazón o edema. — La hinchazón de los pies y las piernas se debe a menudo a la compresión, y puede tratarse por medio del reposo, de la elevación de las extremidades afectadas (figura 1) y con una buena faja que sostenga el abdomen.

Calambres musculares. — En un período avanzado del embarazo son corrientes los calambres en las piernas. Estos espasmos se deben generalmente a la irrigación sanguínea defectuosa de algún músculo.

Para que este dolor desaparezca basta con cambiar de posición o darse masaje en la zona afectada.

Irritación de la vejiga. — Esta molestia se presenta al principio y al final del embarazo. El útero, aumentado considerablemente de volumen, ejerce presión sobre la vejiga y origina micciones frecuentes. En los meses segundo y tercero esta molestia es poco acusada.

Varices. — Cuando aumenta de volumen, el útero es un obstáculo para el reflujo de la sangre desde las piernas hacia arriba; entonces las venas de las piernas se hinchan y se forman varices.

La sangre circula por el cuerpo humano a través de vasos de distinta estructura: las arterias y las venas. Las arterias parten del corazón, y por ellas va la sangre hacia la periferia del cuerpo; las venas son los vasos por los que circula la sangre devuelta de la periferia al corazón. Arterias y venas, que tienen misiones diferentes, han de tener también estructura y constitución distintas. Las arterias son, en general, muy elásticas, y tienen posibilidad de dilatarse y contraerse, según las necesidades; las venas, por el contrario, son más gruesas e inertes. Como por ellas discurre hacia el corazón la sangre procedente de la periferia, las situadas en las partes más bajas del cuerpo están provistas de válvulas, en forma de nido de golondrina, que impiden que la sangre vuelva a descender (fig. 2). Estas válvulas, situadas a intervalos irregulares a lo largo de la pared interna del vaso, están dispuestas de modo que dejan pasar la sangre únicamente en dirección al corazón. En determinados casos, en el embarazo entre ellos, esto no se produce normalmente, y la circulación venosa sufre una detención.

Ello ocurre más frecuentemente en las mujeres que, por su constitución, tienen las paredes de las venas debilitadas. A estas personas les puede suceder que las paredes de las venas cedan en algún punto, haciéndose más finas; así, por el empuje de la sangre

FECUNDACION Y EMBARAZO

ALGUNAS MOLESTIAS EN EL EMBARAZO

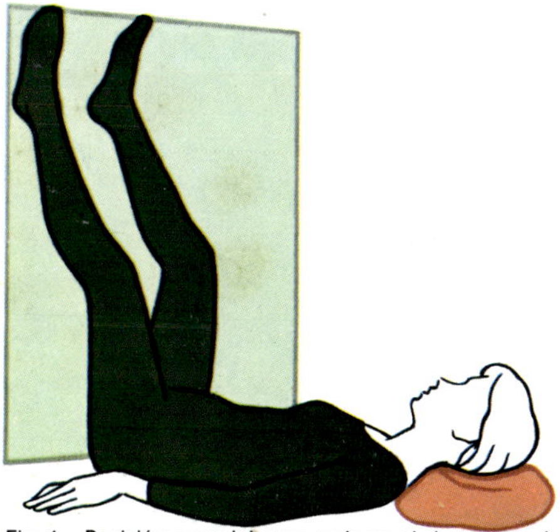

Fig. 1.– Posición especial para mejorar el riego sanguíneo de las piernas en caso de varices.

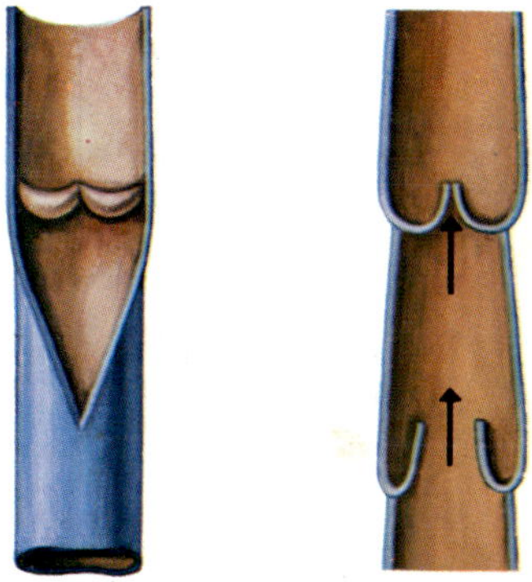

Fig. 2.– En la superficie interior de la pared venosa se hallan, siempre de dos en dos, las válvulas en forma de "nido de golondrina" que impiden a la sangre refluir hacia abajo.

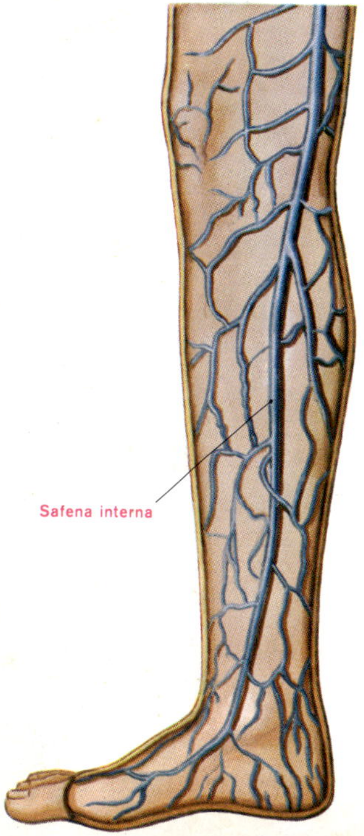

Fig. 3.– En la safena interna y sus ramificaciones se producen las varices.

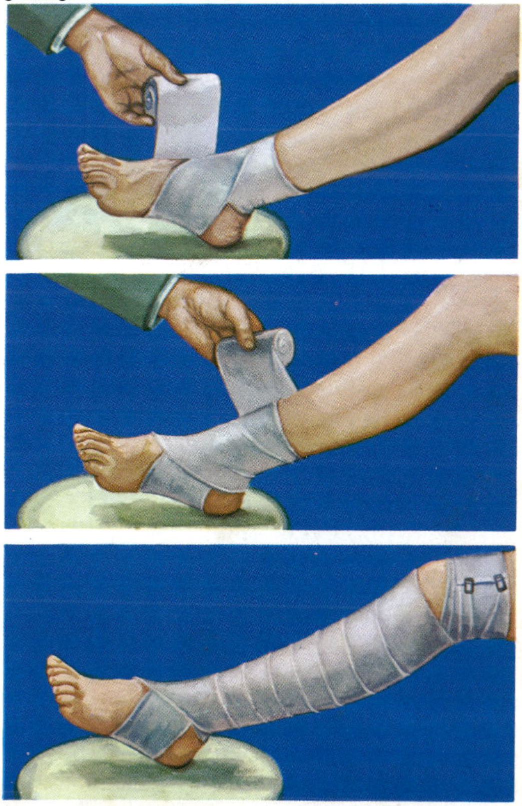

Fig. 4.– Sistema a seguir para el vendaje adhesivo, considerado como el mejor para evitar el edema de las piernas.

desde dentro, las venas tienden a dilatarse y a alargarse, hinchándose y haciéndose tortuosas.

Las zonas afectadas. — Las varices se encuentran siempre en la parte baja del abdomen y en las piernas.

Las varices de las extremidades inferiores. — Las varices de las piernas son las más frecuentes; por lo general se producen en ambas extremidades. Se forman en las venas superficiales, y sobre todo en las ramificaciones de la vena safena interna, que sube por la pantorrilla (lám. A/8, fig. 3) a lo largo de la parte interna del muslo.

Bajo la piel de la pierna, coincidiendo con las venas enfermas, se nota una hinchazón azulada, que cada vez se hace más evidente. A veces se advierte una frondosa red de venillas azuladas y un poco sobresalientes. Consúltese con el médico, quien indicará la mejor forma de tratarlas: vendajes (lám. A/8, fig. 4), medias de goma, intervención quirúrgica, etc.

Hemorroides. — Son las varices de las venas del intestino recto y del ano. El estreñimiento contribuye notablemente a su formación.

Flebitis. — La flebitis en las piernas, en los brazos o en cualquier otra parte del cuerpo se debe a un coágulo que se forma en las venas de la parte afectada y que impide la circulación de retorno de la sangre. Los síntomas son un área rojiza, hinchazón o dolor. Deben mantenerse elevados el brazo o pierna afectados. La parte en que aparece una flebitis no debe frotarse nunca. Llámese al médico.

Otros trastornos. — Son frecuentes en los principales órganos (hígado, pulmones, estómago) ocasionados por el útero que, al aumentar de volumen, los comprime.

También se perciben, al sentarse, punzadas en el costado; entonces, por estar el cuerpo doblado, aumenta la presión ejercida sobre el hígado.

A veces son los pulmones los afectados por la presión, y la respiración parece cortarse.

Estos trastornos son difíciles de aliviar. A veces desaparecen simplemente cambiando de posición.

Enfermedades que debilitan las defensas de la embarazada. Los resfriados

Los resfriados comunes son muy contagiosos. Durante el embarazo hay que tomar muchas precauciones, más que nunca, para evitarlos.

Recordemos aquellas que pueden afectar más al feto:

La rubéola. — La rubéola es una peligrosa enfermedad que ataca al feto de la mujer embarazada. Esta dolencia, en el caso de que la contraiga la gestante, puede afectar al hijo y hacer que nazca con malformaciones físicas.

Es conveniente, tanto si se sabe con seguridad que no se ha tenido la enfermedad como si no se sabe, administrar a la mujer la vacuna anti-rubéola antes de quedar gestante, dejando un intervalo de aproximadamente 6 meses para quedar embarazada.

En cuanto a la gestante, si no está vacunada en su adolescencia, debe consultar a su ginecólogo, quien le dirá si debe aislarse o no del medio de contagio.

En la actualidad, como prevención, existe una vacuna obligatoria, para las niñas de 11 años, a fin de evitar subnormalidades en los futuros hijos.

La tuberculosis. — La tuberculosis es una enfermedad grave y contagiosa.

Si se sabe que la futura madre sufre esta dolencia, o tiene que convivir con personas que la padecen, debe ser sometida a tratamiento curativo o preventivo, según los casos. Actualmente la acción estatal ayuda a prevenir y curar esta enfermedad.

Otros consejos

Alcohol, café, tabaco. Deben limitarse las bebidas alcohólicas y no abusar del café. Hay que procurar la eliminación total del tabaco.

Cambios en el cuerpo de la madre

De la redondez inicial, pasa el cuerpo a «pronunciarse» marcadamente en el abdomen.

Véase la lámina que muestra claramente los cambios que experimenta el cuerpo femenino en el curso del embarazo (figs. 1 y 3). Estos cambios obligan a la futura madre a vestir y calzar convenientemente para evitar toda compresión e incomodidad.

Consejos de interés para los futuros padres

Ya no se considera que la madre es la única responsable del cuidado de los niños, sino que incumbe por igual a la madre y al padre. La existencia del niño se inicia en el momento de la concepción, y el padre debe asumir desde este instante su parte de responsabilidad. Tal colaboración será altamente beneficiosa tanto para la madre como para el futuro hijo, pues es uno de los aspectos más importantes del cuidado prenatal. Asistirá al parto o alumbramiento y después, en casa, podrá ayudar efectiva y prácticamente al cuidado de su hijo.

Atlas de PUERICULTURA

POR ANA MARIA CALERA PROFESORA DE A. S.

Serie A Núm. 9

FECUNDACION Y EMBARAZO

ALGUNAS MOLESTIAS EN EL EMBARAZO

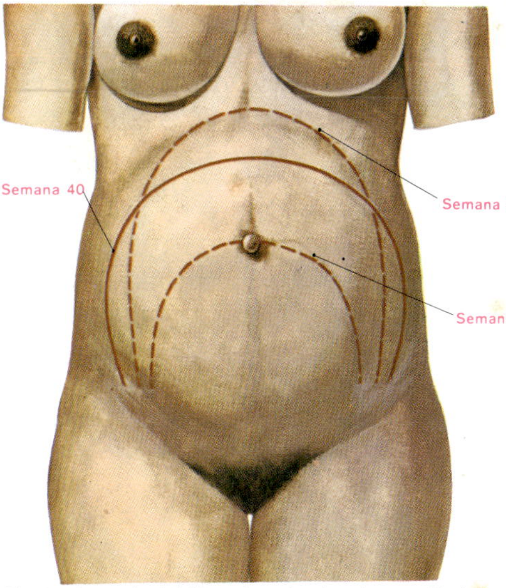

Fig. 1.– Aumento del útero durante el embarazo. En la semana 24, su limite superior alcanza el nivel del ombligo; en la 36, aquel toca el arco costal, y en la 40, alcanza el punto medio de la distancia comprendida entre el ombligo y el extremo inferior del esternón.

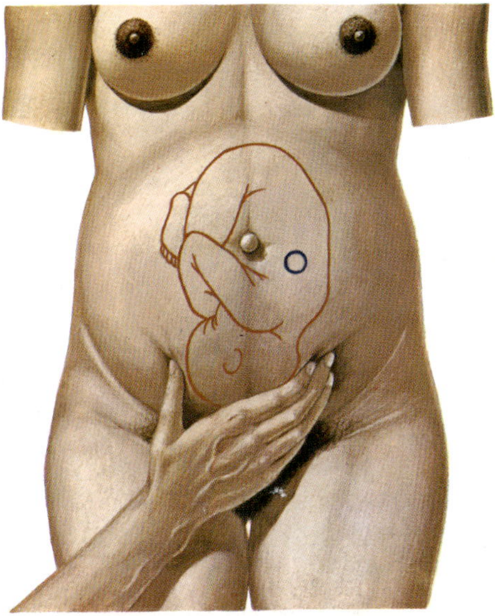

Fig. 2.– Localización de la cabeza del feto. El círculo indica la región para la auscultación.

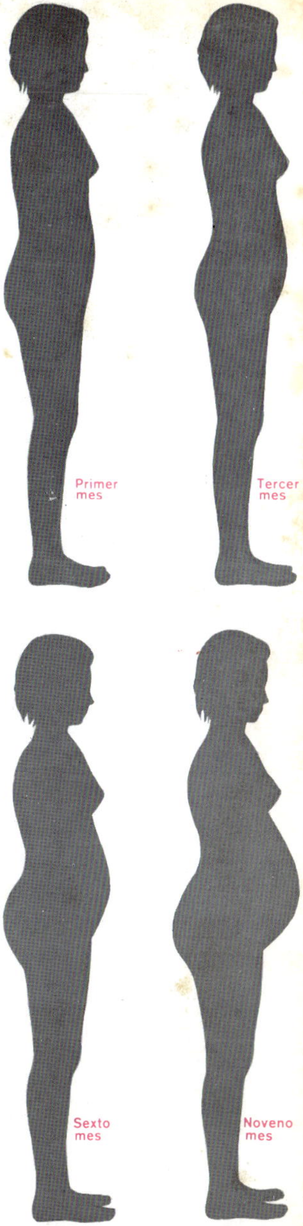

Fig. 3.– Cambios de forma de la silueta del cuerpo durante el embarazo.

LA ROPA MAS ADECUADA PARA LA EMBARAZADA

Algunos consejos

Durante el embarazo, las ropas (tanto interiores como exteriores) deberán ser cómodas, ligeras, adaptadas a la temperatura de la estación y de aspecto agradable. Con ellas no sólo se pretenderá guardar la estética y la proporción, sino también, por su adaptación al cuerpo y su comodidad, impedir la fatiga.

Algo muy importante: al elegir el vestuario debemos evitar las prendas muy ajustadas, que perturbarían la buena circulación y podrían causar hinchazones, calambres o incomodidades de otro orden.

Ropa interior

Las combinaciones. Pueden elegirse entre modelos diferentes, pero siempre sueltas o caídas a lo largo del cuerpo, evitando aquellos modelos que puedan oprimir la cintura. El nylón o cualquier fibra acrílica es aconsejable, así como la seda natural (fig. 2).

Los sostenes. Durante los tres primeros meses se podrá usar el habitual; a partir de esa fecha habrá que aumentar una o dos tallas. Deben ser cómodos y amoldarse bien, sin presionar para nada el pezón. Un buen sostén mantiene los senos en posición correcta y previene el dolor de espalda.

Las fajas abdominales. No todas las mujeres están de acuerdo en su utilización. Existen modelos estudiados expresamente para sostener el vientre y proteger los riñones. Es aconsejable atenerse para su uso a la prescripción facultativa (fig. 1).

Bragas y medias. No deben utilizarse bragas del tipo bikini, sino modelos amplios, que lleguen a la cintura y no la opriman, con gomas o elásticos poco flexibles, que no puedan entorpecer la buena circulación de la sangre.

Las medias han de ser de tipo *panty* y talla grande (la mayor que encuentres). También se pueden usar medias «descanso» ya especialmente indicadas para estos casos.

Los camisones. Puede servir cualquier modelo amplio y suelto. Si pensamos en el futuro, elegiremos de preferencia los abiertos por delante, que luego facilitarán el amamantamiento del niño. Evítense las sisas estrechas y los escotes muy pronunciados o desbocados. Las telas más apropiadas serán el tergal de algodón, la batista y el nylón o las fibras acrílicas.

Los vestidos

Los más acertados son los rectos y sueltos, que caen a lo largo del cuerpo y, según la estación, con mangas o sin ellas; las telas se elegirán también con arreglo a la estación (fig. 5).

Los cruzados servirán una temporada, pero marcan más la silueta, si bien se pueden adaptar poco a poco al volumen del vientre.

Las blusas, que son un complemento ideal, serán sin entallar en la cintura.

El guardarropa

Un par de vestidos enteros, un abrigo amplio, dos o tres blusones sueltos que sirven de complemento (fig. 4); las que prefieran los pantalones podrán utlizarlos, en lugar de faldas (fig. 3); los delantales de casa, amplios y de colores vivos y alegres.

El calzado (botas o zapatos)

El calzado debe amoldarse al pie y prestarle apoyo. No es preciso que los tacones sean demasiado bajos, pero sí deben ser sólidos, de forma que la futura madre no tenga dificultad para mantener su equilibrio a medida que el embarazo adelante. El volumen aumentado del vientre hace que la espalda se curve hacia atrás (lordosis), y por ello recae mayor peso sobre los talones; así pues, los zapatos deberán tener los tacones sólidos y prestar apoyo a los tobillos.

ROPA MAS ADECUADA PARA LA EMBARAZADA

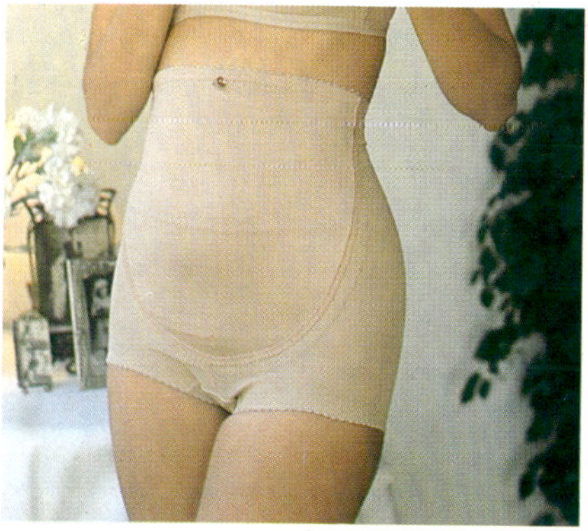

Fig. 1.– Modelo de faja abdominal que se encuentra fácilmente en los establecimientos especializados en la futura madre.

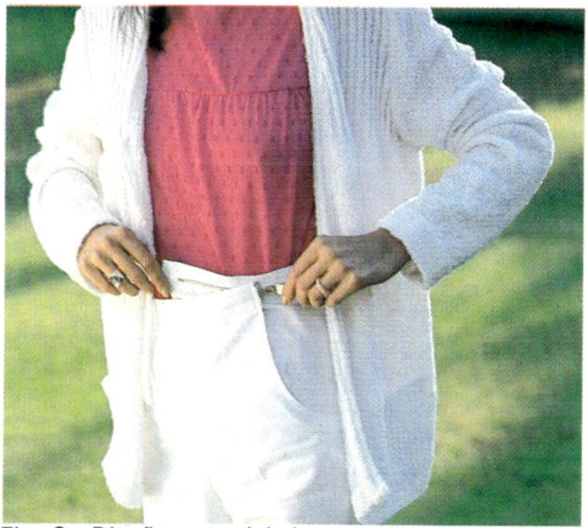

Fig. 3.– Diseño especial de pantalón futura-mamá con cinturilla graduable.

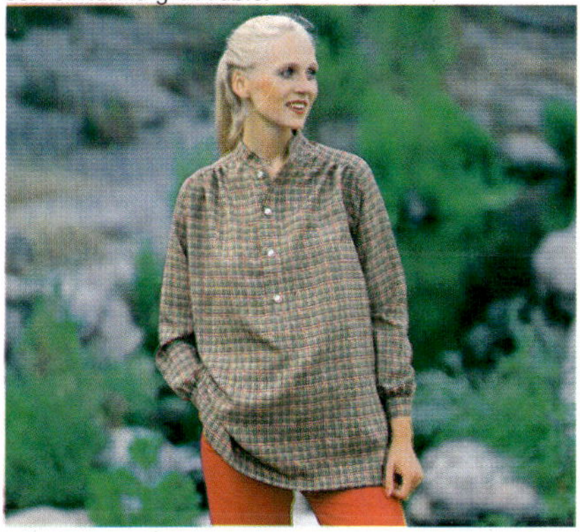

Fig. 4.– El blusón suelto es ideal como prenda adaptable a cualquier ocasión.

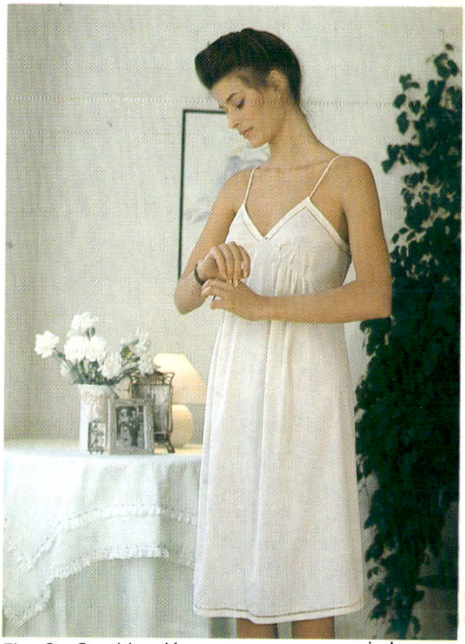

Fig. 2.– Combinación entera muy apropiada para estos meses de «espera».

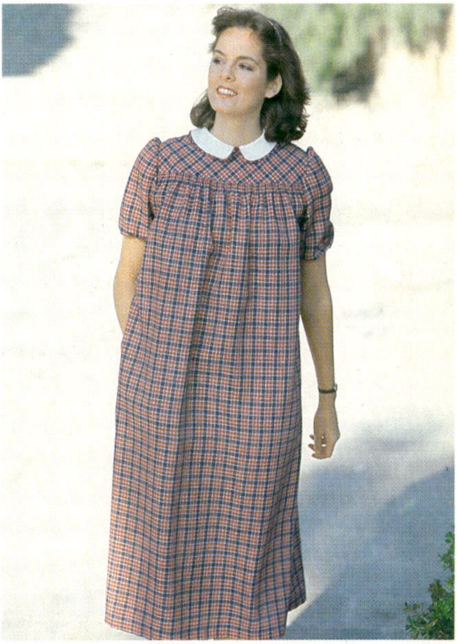

Fig. 5.– Los vestidos enteros y sueltos son los más favorecedores. Existe infinidad de modelos para elegir.

LA PREPARACION PARA EL PARTO

EL PARTO SIN DOLOR

¿Ha de ir asociado el dolor al parto?

La suma de todos los fenómenos que conducen al nacimiento de un niño se llama comúnmente *trabajo.* A esta palabra va ligada la imagen del dolor, y muchos piensan que éste es prácticamente inseparable del parto. Ya hace muchos años que se plantearon los científicos la cuestión que todavía hoy seguimos planteándonos: ¿por qué esta función tan natural ha de ir constantemente asociada al dolor?

Las grandes escuelas obstétricas europeas han consagrado gran atención al estudio de la naturaleza y el significado de las sensaciones dolorosas en el parto.

La respuesta no es tan difícil como puede parecer, pero es necesario entender cómo se percibe el dolor.

Diseminados por nuestro cuerpo, sobre la superficie y en las paredes de las vísceras y de los tejidos, existen unos pequeñísimos órganos llamados «receptores» que ejercen la función de «recibir» la estimulación dolorosa. Son las *terminaciones nerviosas,* prolongaciones periféricas del cerebro, y por esta razón íntimamente unidas a él. Imagínese, por ejemplo, una imponente central de radio receptora y emisora: una estación menor situada en la zona periférica transmite la información que, llevada por las ondas, llega al centro. Aquí, una vez coordinada con las noticias de los otros centros menores, es transmitida a la estación primitiva: he aquí la respuesta. Lo mismo ocurre cuando «está captado» un estímulo doloroso.

Lo que nos proponemos aquí es aclarar lo que pasa en el órgano directamente implicado: el útero. Los numerosos receptores que posee son sensibles solamente a un estímulo específico: el aumento de la tensión y el estiramiento. Por eso, cuando, al final del embarazo, se inician las contracciones uterinas que conducirán al desenlace del parto, el estímulo doloroso, es decir, la tensión excesiva, es registrado por una terminación nerviosa y transportado por los nervios al centro de las percepciones, situado en el cerebro y llamado tálamo, y éste interpreta el estímulo, lo elabora, lo envía al «cerebro supremo»: la corteza cerebral. Esta, a su vez, envía la contestación, por la médula espinal y los nervios periféricos, hasta el útero. Y he aquí la respuesta: dolor.

Pero, ¿cuáles son los factores que lo producen?

Factores físicos: debilidad, agotamiento, cansancio, horas de sueño retrasado, entre otros.

Factores psíquicos: ansiedad, depresión, pérdida de *self-control,* ignorancia, autosugestión, etc.

Considerándolo bien, todos estos factores están engendrados por el *temor.*

Dos teorías sobre el parto sin dolor

Existen dos escuelas sobre el parto sin dolor: una, la de Read (fig. 1), que es la que tiene más adeptos en Estados Unidos, y otra, la soviética (figuras 2 y 3), que prevalece en Europa.

Según Read, el origen del dolor es, como decíamos, el temor, que crea un círculo vicioso: temor-tensión-dolor, y su método va dirigido a la supresión del temor. Para Read lo fundamental es eliminar el temor y la ansiedad, por cuanto, actuando a través del sistema nervioso vegetativo, perturban la coordinación fisiológica que debe existir entre la contracción de las fibras circulares y longitudinales del cuello y la de las del cuerpo del útero.

Nos explica este autor que, ante todo ataque o injuria, el organismo reacciona de una de estas dos formas:

a) Luchando contra el agresor.

b) Huyendo del peligro.

En la primera, el sistema nervioso vegetativo actúa aumentando la actividad de los músculos esqueléticos y preparándolos para la lucha.

En la segunda, la emoción y el miedo determinan una actitud de huida, y se crea una tensión paralizante.

La mujer que comienza el parto se halla en este segundo caso y, no pudiendo luchar contra él, ni tampoco escapar de él, se ve sujeta, a través del sistema vegetativo, a una tensión generalizada que provocará, en consecuencia, un estado de tensión del útero.

Recordemos que, en el organismo humano, cuando un grupo determinado de músculos entra en acción, el resto permanece inactivo.

Según el método psicoprofiláctico de los soviéticos, parto y dolor van tan unidos en la mente de la mujer que lo interesante es «condicionar el parto a una idea feliz y a una participación activa de la mujer en él».

Los autores rusos han estudiado, en amplios tratados, los dos procesos nerviosos tenidos como fundamentales: la inhibición y la excitación.

Cuando un estímulo provoca la aparición en la corteza cerebral de un punto de excitación, éste tiende a difundirse al resto de la corteza, pero

Atlas de PUERICULTURA

POR ANA MARIA CALERA PROFESORA DE A. S.

Serie **B** Núm. **1**

LA PREPARACION PARA EL PARTO

EL PARTO SIN DOLOR

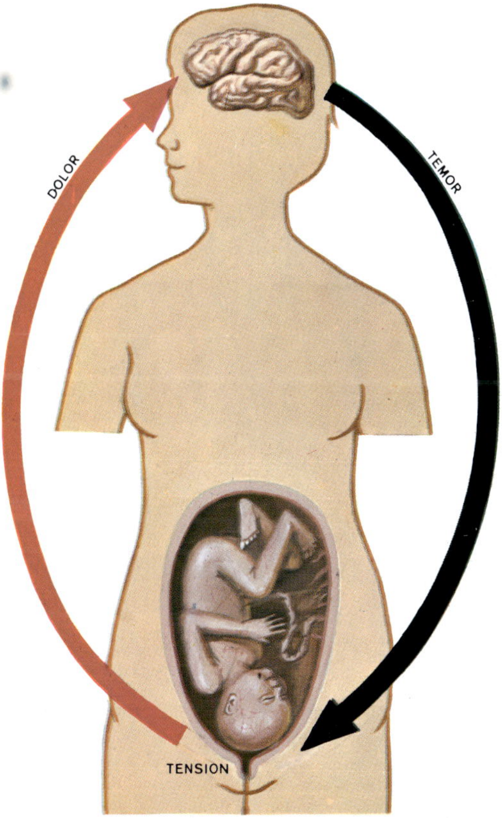

Fig. 1.– El temor, provocado por falsos relatos, provoca por reflejo un estado de tensión en el cuello del útero, lo cual dificulta su dilatación y, por lo mismo, provoca dolor. Este, a su vez, aumenta el temor y se establece un circulo vicioso: temo, tensión-dolor-temor.

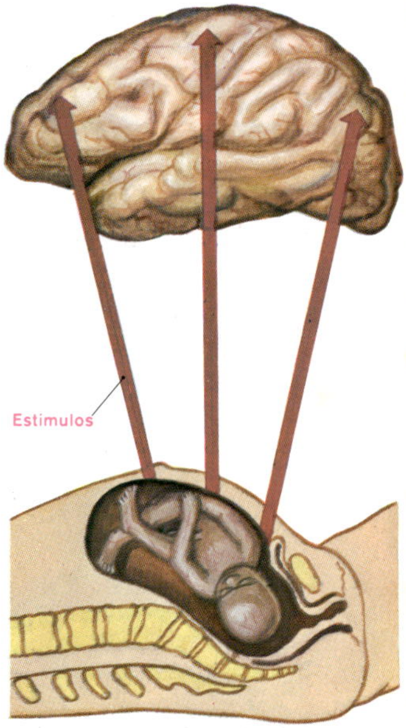

Fig. 2.– Esquema de los estimulos en un cerebro pasivo.

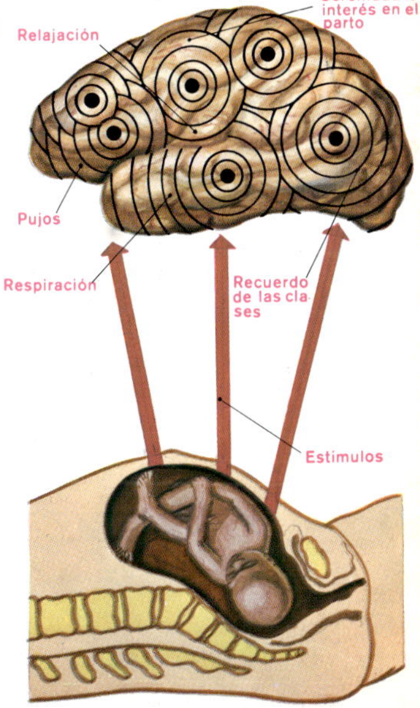

Fig. 3.– Esquema de los estimulos en un cerebro activo.

al mismo tiempo se produce una reacción contraria que tiende a localizarlo: es la inhibición.

De los estímulos propiamente dichos citaremos aquellos dolorosos que quedan registrados en la corteza: los pinchazos, las quemaduras, etc.

Nos dicen estos autores, relacionando este sistema con el parto:

a) El temor, el cansancio, la ignorancia sobre los procesos normales del parto hacen imposible la creación de una zona de inhibición poderosa que bloquee los estímulos que continuamente parten del útero.

b) El vínculo condicionado entre dolor y parto. Las lecturas y los relatos de hechos obstétricos desgraciados que asocian dolor y parto.

Es necesario, por tanto:

a) Educación general que suprima no sólo las supersticiones, sino los temores.

b) Educación teórica sobre el proceso fisiológico normal del parto.

c) Educación práctica con gimnasia respiratoria y ensayo de las actitudes que ayudarán a la mujer durante el embarazo y el parto.

Se trata, pues, de una educación triple: psicológica, pedagógica y física.

Así, pues, el médico, por medio de gráficos y de charlas, intenta que la mujer se sienta activa a lo largo de su gestación. Y en el período de dilatación del útero, la actividad se ve reforzada por una respiración adecuada. Hablaremos de esto.

Respiración

El «jadeo» peculiar del período de dilatación imita la respiración rápida y entrecortada de un perro sediento (figura 1). Se comprobará si se hace bien o no poniendo una mano sobre el tórax y observando cómo se eleva y desciende en forma rápida. Este tipo de respiración se realiza en dos momentos diferentes:

a) En el período de dilatación, durante cada contracción. En ese momento el fondo del útero asciende, estableciendo contacto directo con el diafragma, sobre todo en la inspiración, y esto da lugar a un estímulo molesto (fig. 2). El jadeo impide el descenso del diafragma, ya que transforma los movimientos de éste, haciéndolos muy superficiales y evitando así la citada compresión.

b) En el período expulsivo, en el instante en que la cabeza del niño asoma. En esos momentos es aconsejable suspender los esfuerzos abdominales y reemplazarlos por la respiración torácica superior.

Descanso y relajación

No le es fácil a la futura madre dormir por la noche, sobre todo cuando ha sobrepasado el séptimo mes de gestación; los médicos aconsejan una posición que consideran razonable y bastante cómoda. Se trata de acostarse sobre un lado (fig. 3), con las rodillas ligeramente flexionadas (la rodilla de la pierna que queda encima más encogida que la otra) y apoyadas ambas en el colchón; la cabeza descansará, sobre un lado, en la almohada, y los brazos, sobre el colchón: uno, el que queda debajo del cuerpo, hacia atrás, el otro hacia adelante.

El trabajo muscular se basa en dos tiempos: tensión y relajación (fig. 4). La tensión equivale a trabajo; la relajación, a descanso.

En relación con el parto, el objeto de la relajación es desterrar la tensión emocional propia de la futura madre, que la lleva a considerar el momento del parto como una desgracia o una catástrofe de la cual nadie la va a sustraer.

Las actitudes de relajación que se enseñan a la mujer durante los cursos preparatorios para el parto sin dolor tienen por objeto lograr para ella el máximo reposo.

En estado de relajación, las contracciones o dolores del parto se experimentan como un trabajo muscular; en estado de tensión son desagradables y angustiosos.

Lo primero que se precisa para un buen relajamiento muscular es una postura cómoda. Al principio del embarazo, antes de que el útero adquiera gran volumen, la posición más cómoda es permanecer acostada sobre la espalda en un colchón firme, y con una almohada bajo el cuello y otra bajo las rodillas.

Tres normas deben seguirse para lograr la relajación:

1.ª Cuerpo plenamente apoyado sobre una superficie firme, de modo que ningún músculo tenga que trabajar para mantener una posición.

2.ª Disminución de la tensión: estando en posición correcta, todas las articulaciones se encuentran parcialmente flexionadas, y los músculos, distendidos.

3.ª Tranquilidad mental. Es aconsejable realizar una respiración rápida (casi de jadeo) para evitar los pensamientos perturbadores.

Algunos ejercicios gimnásticos

Balanceo de la pelvis. — Posición: echada sobre el suelo, con las piernas flexionadas, se nota una curva a la

LA PREPARACION PARA EL PARTO

EL PARTO SIN DOLOR

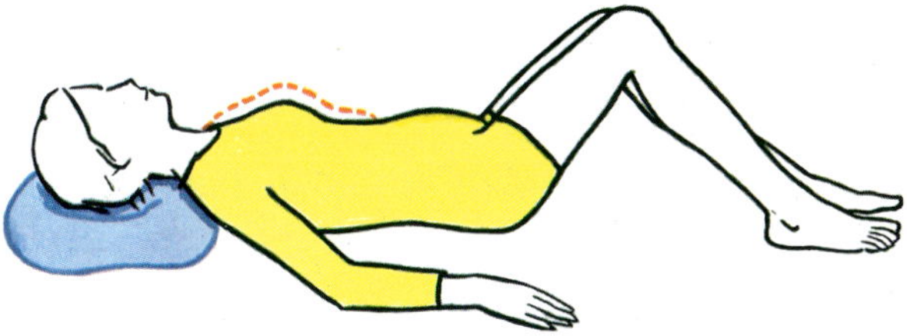

Fig. 1.– Respiración de jadeo.

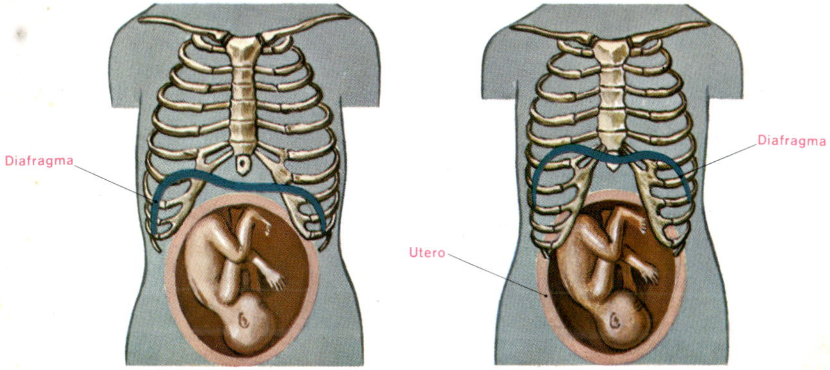

Fig. 2.– En el momento de las contracciones uterinas, el fondo del útero asciende rozando el diafragma, la respiración de jadeo impide este ascenso y aminora el dolor.

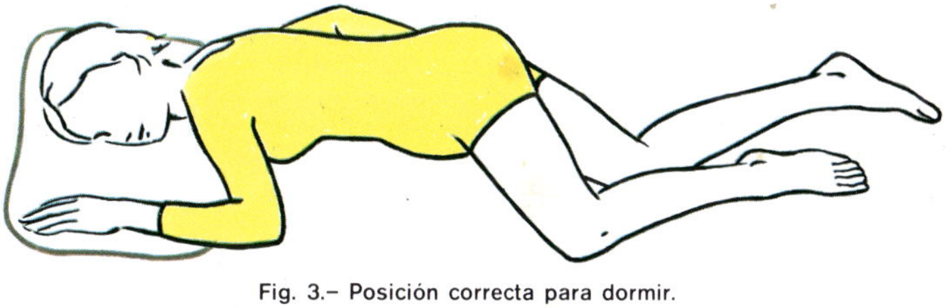

Fig. 3.– Posición correcta para dormir.

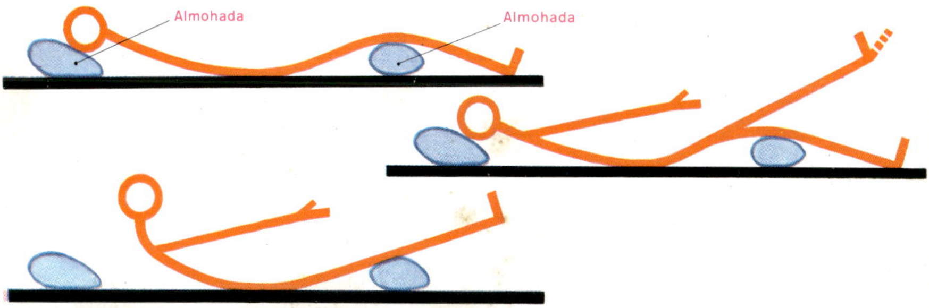

Fig. 4.– Diferentes movimientos. En A, posición de relajación; en B, y partiendo de la posición anterior, se elevará primero una pierna y después la otra; figura C, siguiendo en la misma posición elevar el tronco.

altura de la cintura. El ejercicio se hará en dos tiempos (fig. 1):

a) Disminuir el hueco aplicando fuertemente la cintura contra el suelo.

b) Volver a ahuecar la cintura al máximo.

Este ejercicio aumenta la flexibilidad de las articulaciones sacrolumbares y pelvianas.

Ejercicio de pujar. — Posición: echada sobre el suelo, con las piernas flexionadas contra el abdomen, agarrarse las rodillas y a la vez levantar la cabeza al máximo, hasta que las toque (fig. 2).

Estiramiento de la columna vertebral. — Posición: echada sobre el suelo, con los muslos flexionados contra el abdomen, abrazar las rodillas, separándolas ampliamente y flexionándolas al máximo (fig. 3). Inspiración amplia, con la boca abierta; luego espirar. Efectuar una nueva inspiración brusca, cerrar la boca y contraer los músculos abdominales, al mismo tiempo que se relajan los músculos del perineo.

Este ejercicio alivia ciertas tensiones dolorosas de la región dorso-lumbar.

La sensación es similar a la de evacuar el intestino. Durante el esfuerzo expulsivo no se debe abrir la boca; el tiempo de ejecución debe prolongarse lo más posible.

Este ejercicio, muy importante, se ejecuta en el período expulsivo, simultáneamente con cada contracción del útero. En los intervalos se descansa.

Este ejercicio ayuda al músculo uterino para la salida del niño.

Se puede efectuar también el esfuerzo en forma discontinua: al efecto, se puja con cada contracción dos o tres veces durante 20 a 30 segundos cada una, en lugar de una sola vez.

La posición de sastre. — Esta posición consiste en sentarse con las piernas flexionadas, tratando de que las rodillas estén lo más cerca posible del suelo, y ayuda a la distensión de los tejidos perineales.

Veamos un ejercicio muy práctico, derivado de esta posición (fig. 4):

a) Apoyar las plantas del pie una en la otra, apretar los tobillos con las manos y apoyar los codos en las rodillas, presionando suavemente sobre ellas en dirección al suelo. Hay que procurar que los pies estén cada vez más cerca del cuerpo.

b) Inclinar el tronco hacia adelante y volver a la posición inicial. Repetir este ejercicio diez veces.

Corrección de la postura

1.ª En posición de pie. — Hay cinco puntos de equilibrio en el cuerpo, y son: la cabeza, los hombros, el diafragma, la pelvis y los pies.

Los principales caracteres de la buena postura en la posición de pie son: mirada al frente, cabeza erguida, hombros proyectados hacia atrás, tórax elevado, la pelvis toda hacia arriba y adelante, los pies paralelos y el peso total del cuerpo proyectado hacia adelante (fig. 5 A).

Los cambios que el cuerpo de la mujer experimenta durante el embarazo hacen que se produzca una exagerada curva a nivel de la cintura y de la espalda, y, como consecuencia, una gran falta de equilibrio, que se traduce en dolor de espalda y en una postura poco estática.

2.ª En la marcha. — Estando en pie, en postura correcta, para dar el primer paso debemos desplazar el peso hacia delante, apoyando el talón primero y luego la planta (fig. 5 B); el segundo paso se da con el impulso logrado por el primero, para lo cual se deben utilizar los dedos del pie que ya ha avanzado, apoyándolos con fuerza contra el suelo.

Se recomienda un paseo diario de 60 minutos, que será muy beneficioso.

3.ª Al sentarse. — Para sentarse, lo mejor será utilizar los músculos de los muslos; así se aliviarán los dolores lumbares (fig. 6). En todos los momentos en que pueda hacerse, se adoptará, para estar sentada, la posición de «sastre», ya indicada.

4.ª En cuclillas. — Cuando haya de levantar algo del suelo, la embarazada no debe hacerlo de la forma normal. Lo mejor es que incline el tronco hacia adelante (fig. 7) y, para volver a ponerse de pie, desde la posición de cuclillas, eleve primero la pelvis, manteniendo el tronco inclinado, extendiendo luego las piernas y elevando el cuerpo, con un esfuerzo que se localizará puramente a nivel de los muslos.

LA PREPARACION PARA EL PARTO

EL PARTO SIN DOLOR

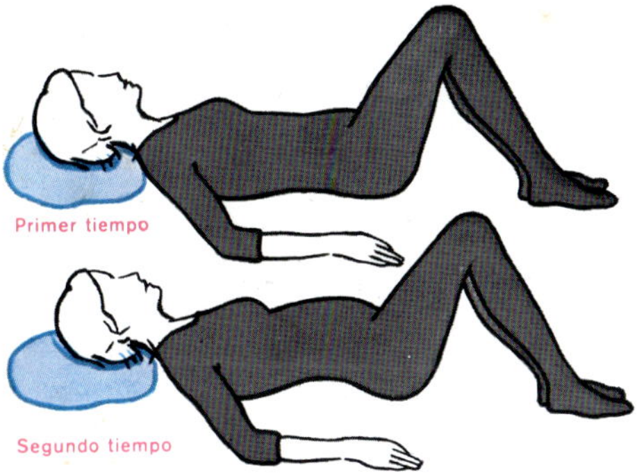

Fig. 1.– Ejercicio de balanceo de pelvis.

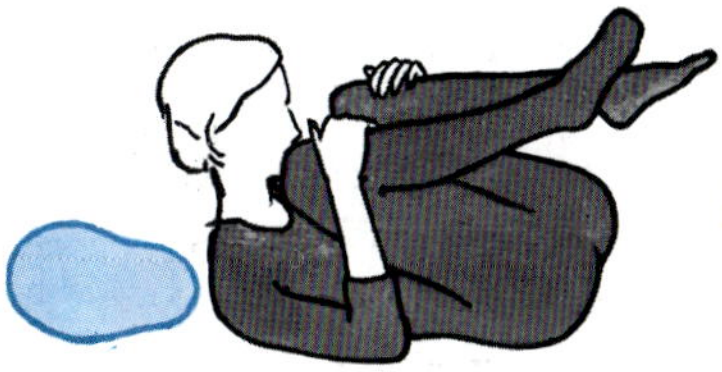

Fig. 2.– Estiramiento de la columna vertebral.

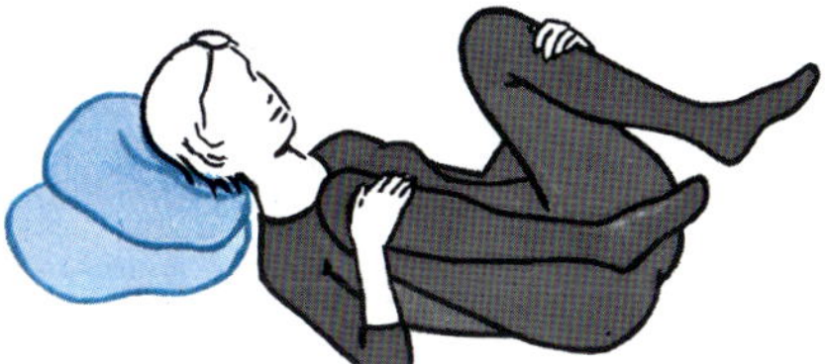

Fig. 3.– Ejercicio de pujar.

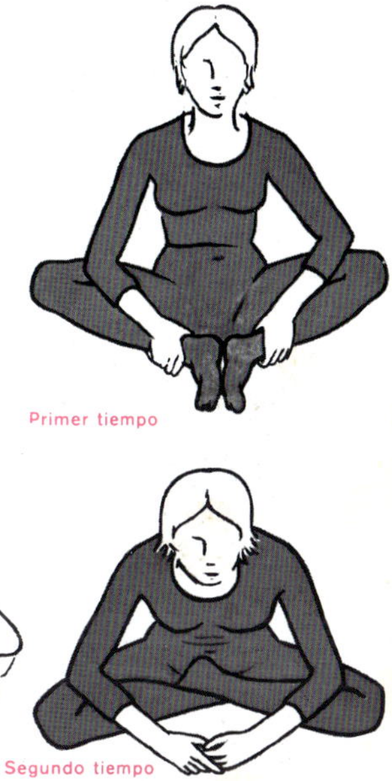

Fig. 4.– Ejercicios de la posición de "sastre".

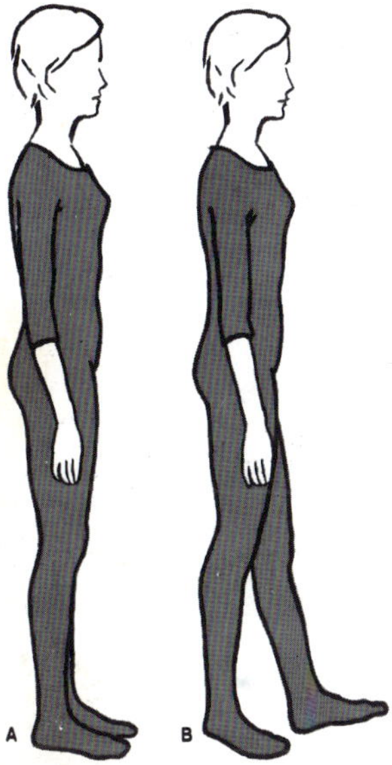

Fig. 5.– Posición correcta para estar de pie, A, y para caminar, B.

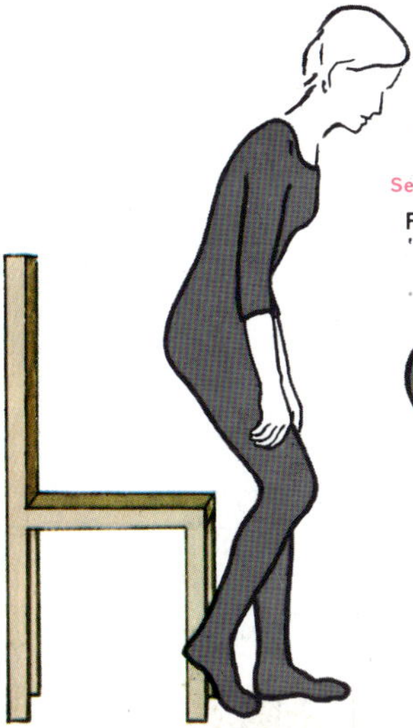

Fig. 6.– Posición correcta al sentarse.

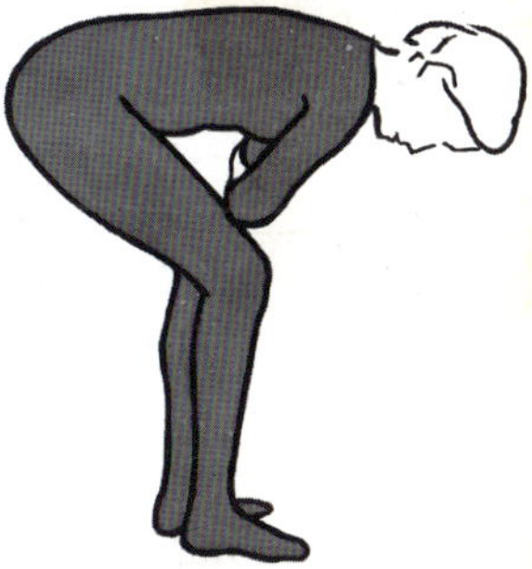

Fig. 7.– Posición correcta en cuclillas.

LA CANASTILLA Y LA HABITACION DEL NIÑO

La canastilla comprende aquellas prendas que la futura madre debe preparar en el periodo prenatal, para el niño que ha de nacer.

Composición de la canastilla

4 chambritas o camisitas de manga larga, sin cuello y abotonadas en la espalda, en algodón o batista (fig. 1).

4 jubones o camisetas en punto de máquina, en lugares muy fríos.

6 jerseys generalmente tejidos a mano o a máquina, abiertos por detrás para poderlos cruzar en la espalda en sentido contrario al que cierra la chambrita. Pueden ser de lana pura o lana con mezcla acrílica, algodón o perlé, y muy elásticos, lavables e indeformables (fig. 3).

3 chaquetitas. Las más prácticas son las de cuello camisero, cerradas en la parte delantera con botones desde el escote al bajo, sin capucha ni volantes rizados, y de una sola pieza.

6 fajitas ombligueras en género de gasa. La faja propiamente dicha ya no se usa.

4 pares de botitas en lana tejidas a mano o a máquina o bien en hilo o algodón, para las épocas de calor. Existen modelos de calcetines que sirven como botitas (fig. 3).

3 baberos en tela fina simples y muy lavables de tergal en colores neutros, o bien en batista fina, o en rizo de toalla.

12 pañales en género de punto elástico confeccionados a máquina y con cintas en la cintura, o bien velcro adherente. Llevan un trozo de tela de toalla a modo de bolsa, para meter el pañal de papel-celulosa. Los hay en algodón o bien en una mezcla de algodón con la fibra acrílica. Muy lavables, sólidos y que no precisan plancha (fig. 2).

2 bolsas de pañales desechables de celulosa.

3 envoltorios que pueden ser de punto (máquina) o bien de tela forrada con toalla. Por lo general se rematan con una puntilla (fig. 5).

1 toquilla o chal. La toquilla es una vieja prenda que nunca pasa de moda. Con ella envolveremos al niño al sacarle de la cuna y después de desnudarle para el baño; sus aplicaciones son infinitas y siempre prácticas. Pueden comprarse hechas o tejerse en casa, pero siempre con lanas o algodones suaves y lavables.

3 toallas de baño. Las hay con capucha y de forma cuadrada. Han de ser grandes, para que envuelvan bien al pequeño, y de clase buena, en blanco, con ribetes de tela de algodón en tono que contraste (fig. 4 y fig. 1 lámina B/5).

1 bolsa neceser para llevar todo lo que el pequeño necesitará en la clínica, o cuando le lleven a casa de amigos o familiares.

12 gasas en forma de cuadro que se utilizan debajo de las fajitas ombligueras.

Los faldones. Los faldones largos con cuerpo y a modo de vestido, que cubría al niño hasta los pies, no están ya de moda, aunque existen algunos muy bonitos. Los que sí se llevan son los que podríamos denominar semifaldones (fig. 2) y que se venden en algunos casos a juego con el jubón y el pañal (los hay sueltos que se acomodan por su color a diferentes prendas). Hay tantos y tan diversos modelos diferentes, a cual más práctico y bonito, que sólo restará saber elegir el más adecuado.

Aconsejamos comprarlos en géneros o telas de leacril, algodón o punto, y que sean muy lavables y de secado rápido. Todo esto es muy importante en la práctica. Por lo general, si son de fibra, no precisan plancha.

Jersey de polaina. Constituyen una especie de trajecito de paseo, en lana o algodón, según la estación. Las polainas tendrán pie completo. Este conjunto puede completarse con gorro de igual color y tejido con el mismo punto.

Saco para coche de bebé. Generalmente estos sacos están hechos con una tela de *chintz* encerada o plastificada, y son muy adaptables, suaves al tacto y lavables. Uno de sus lados puede estar abierto y cerrarse con velcro adherente o cremallera. (ver lámina B/5 fig. 4).

Sus primeros zapatos. Para evitar malformaciones del pie, lo mejor, en cuanto se sostenga derecho, será calzarle con un zapatito blando especialmente diseñado y de los que existen en el mercado infinidad de modelos (ver lámina B/5 fig. 6).

LA PREPARACION PARA EL PARTO

LA CANASTILLA Y LA HABITACION DEL NIÑO

Fig. 1.– Modelo clásico de camisita en algodón lavable.

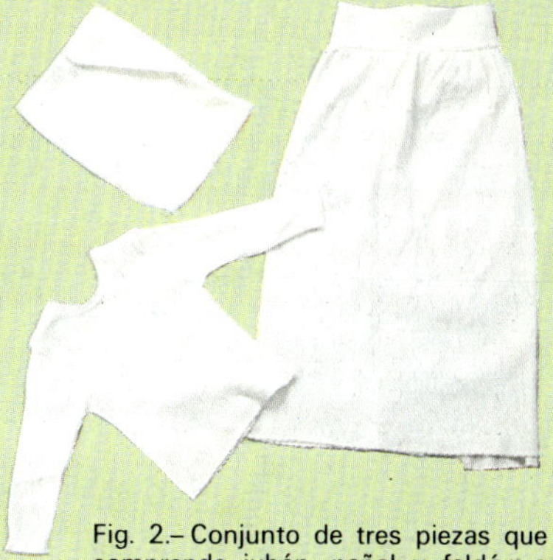

Fig. 2.– Conjunto de tres piezas que comprende jubón, pañal y faldón a juego y en género elástico.

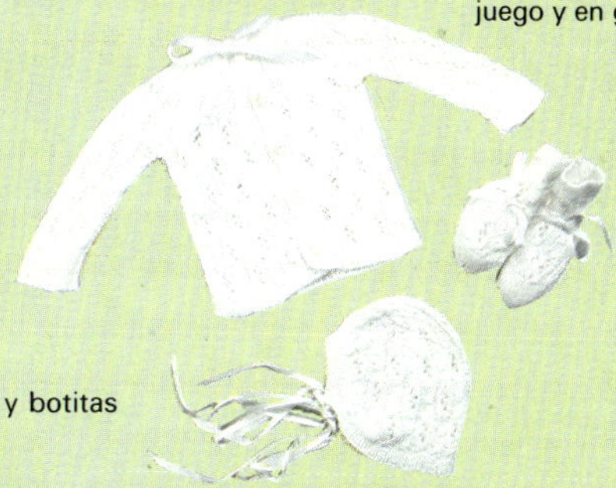

Fig. 3.– Chaqueta, gorro y botitas tejidas en perlé.

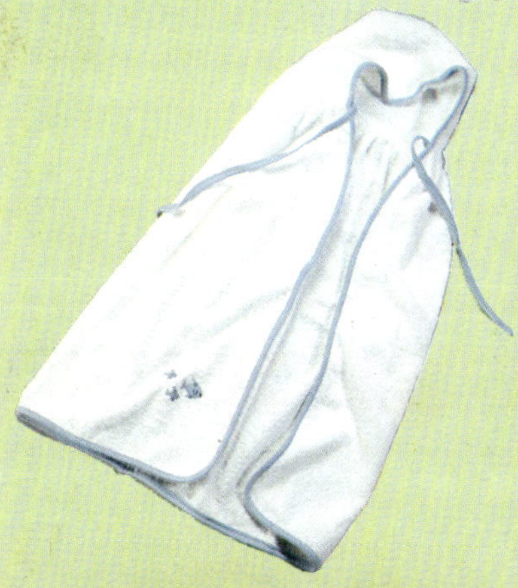

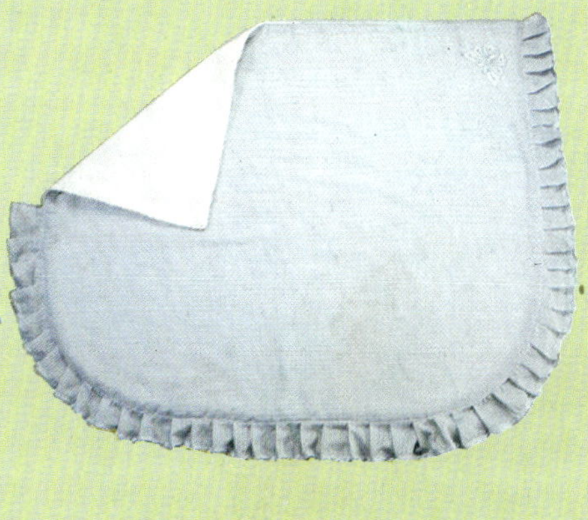

Fig. 4.– Toalla con capucha en ruso para el baño del bebé.

Fig. 5.– Envoltorio de doble faz con puntilla de encaje suizo.

Toallitas o paños de hilo para la cara. — Son muy útiles los de hilo o lino, que se hacen en forma de rectángulo, con flecos en sus extremos, y que se utilizarán para la cara y la boca del niño.

Gorros o capuchas. Guantes y polainas. — Los gorros o capuchas, los guantes o manoplas (fig. 3) y las polainas de punto o pantalones-polainas son aconsejables para salir a la calle, cuando la temperatura exterior es fría. Los gorritos no deben ajustarse con exceso a la cabeza (véase fig. 3 de lámina B/4).

Cómo debe ser la ropa del niño

Las ropas del recién nacido y del niño pequeño deben reunir las siguientes condiciones: estar confeccionadas con tejido nuevo, especialmente las prendas interiores, para que no irriten su delicada piel; ser holgadas, de modo que sea fácil vestirlo y desnudarlo; de suficiente abrigo y de un tejido que facilite la transpiración; y que puedan lavarse perfectamente a máquina. No debe olvidarse que los niños ensucian mucha ropa, por lo que debe tenerse una provisión adecuada.

Recordamos y aconsejamos leer las advertencias que llevan las prendas confeccionadas sobre el lavado y planchado de las mismas.

Las telas más apropiadas para prendas que están en contacto con la piel del niño son las batistas de lino o de algodón muy finas. Deben proscribirse las de seda y las fabricadas con ciertas fibras irritantes. No obstante, hoy en día existen géneros acrílicos combinados con algodón que dan muy buenos resultados.

Debe evitarse también el empleo de prendas, cubrecamas o mantitas tejidas en lana angora o de pelo largo. Algún pelo de estos tejidos podría ir a la boca del niño y producirle tos y aun molestas formas de alergia.

Debemos prescindir de las fantasías, aunque sean atractivas, y entre ellas de las puntillas, en particular de las rizadas y almidonadas, que pueden rozar la piel del niño. Y si sus ropas están bordadas, no deben tener relieves que puedan molestarle. Han de evitarse los adornos inútiles y, con frecuencia, antihigiénicos.

Ni camisas ni jerseys deben ser demasiado largos, para que no se humedezcan cada vez que el niño orine.

Es conveniente que los vestidos del niño se abran por detrás para poder recoger la parte que quede debajo de él cuando está acostado y evitar que estas prendas se mojen, ensucien o arruguen con frecuencia. No teniendo que cambiarle a menudo de ropa, se molestará menos al niño.

No debe ponerse en la ropa del niño, si no son absolutamente indispensables, ni botones ni corchetes, sino lazos, y pocos. No deben emplearse alfileres, sino imperdibles provistos de dispositivo de seguridad, y aún mejor cinta velcro adhesiva que da resultados excelentes.

Tenemos en nuestro cerebro un centro regulador de la temperatura; gracias a él se mantiene constante el calor del cuerpo. Como todo el sistema nervioso, también este centro es imperfecto en el recién nacido. Por ello éste se resiente más que el adulto de las temperaturas excesivas, que son enemigos peligrosos para él, pero no por ello hay que cubrirlo demasiado o tenerlo siempre descubierto. Debe tenerse siempre al alcance de la mano una batita o una mantita de lana (fig. 3) para proteger al niño contra un descenso súbito de la temperatura ambiente.

Los niños necesitan más ropa durante las primeras semanas de su vida que después, ya que en ese período sus movimientos voluntarios son relativamente escasos y duermen la mayor parte del tiempo. Un equipo de niño no debe pesar más de 500 gramos.

El lavado de la ropa interior del recién nacido requiere particular atención. Por estar en contacto directo con su piel, hay que lavarla muy frecuentemente. En los pañales mojados de orina queda siempre algún residuo de sales que irrita la epidermis. Para el lavado sólo debe utilizarse jabón fino, y nunca lejía u otros productos en cuya composición entre el cloro, pues son irritantes. Existen también jabones especiales para estos lavados.

La habitación

El niño debe tener, si es posible, una habitación para él solo. Puede ser pequeña, pero ha de tener buena ventilación y estar bien orientada y alejada de ruidos molestos. Conviene que esté al lado de la de su madre: durante las primeras semanas, ésta podrá oírlo llorar y prestarle la atención que necesita. En esta habitación debe prescindirse de cortinajes o cuadro, es decir, de todo aquello que sólo sirve para acumular polvo (fig. 5).

LA PREPARACION PARA EL PARTO

LA CANASTILLA Y LA HABITACION DEL NIÑO

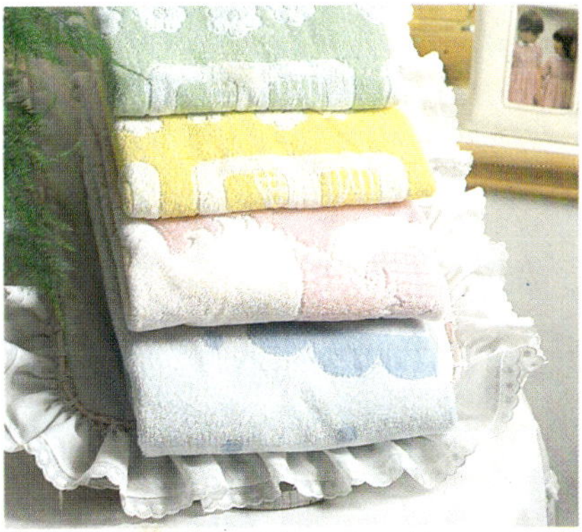

Fig. 1.– Las toallas en colores o en blanco son indispensables. Hay que contar con varias.

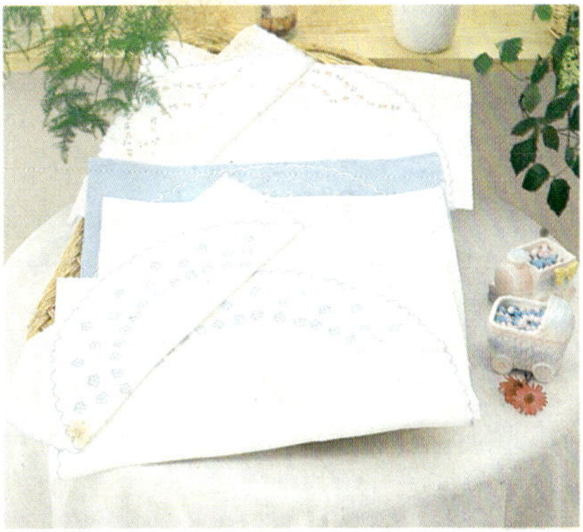

Fig. 2.– Sabanitas y funda para capazo y cuna. Existen modelos muy bonitos.

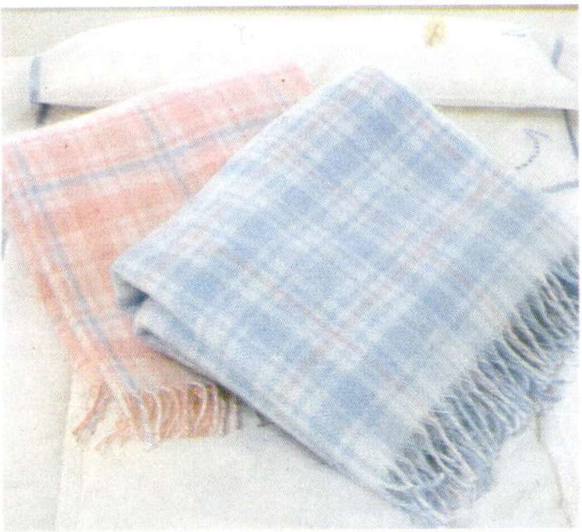

Fig. 3.– Mantas en colores pastel, suaves y de abrigo para el bebé.

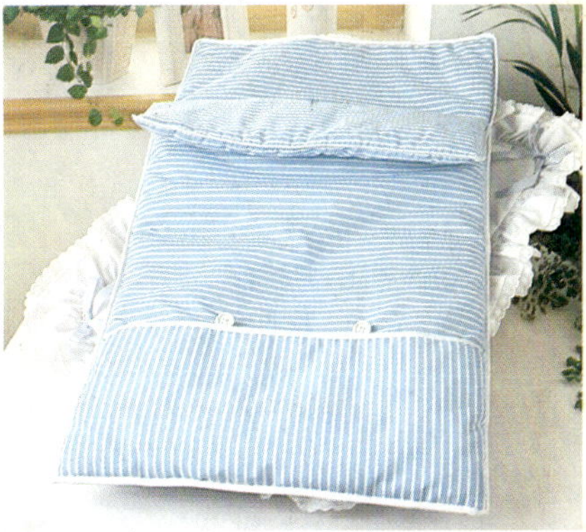

Fig. 4.– Saco en tela muy adaptable y de fácil manejo.

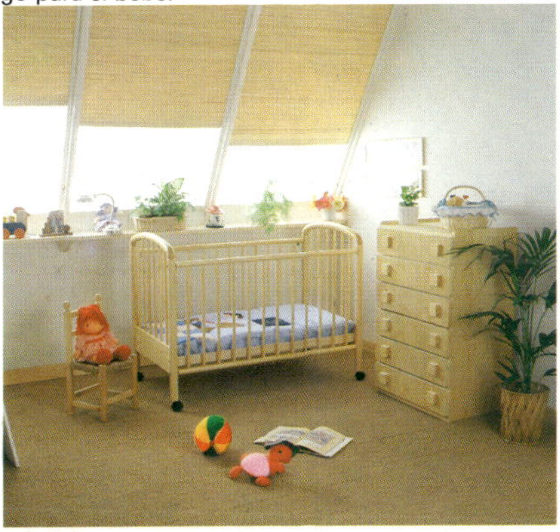

Fig. 5.– Una idea práctica, dentro de su simplicidad, de lo que puede ser una habitación infantil.

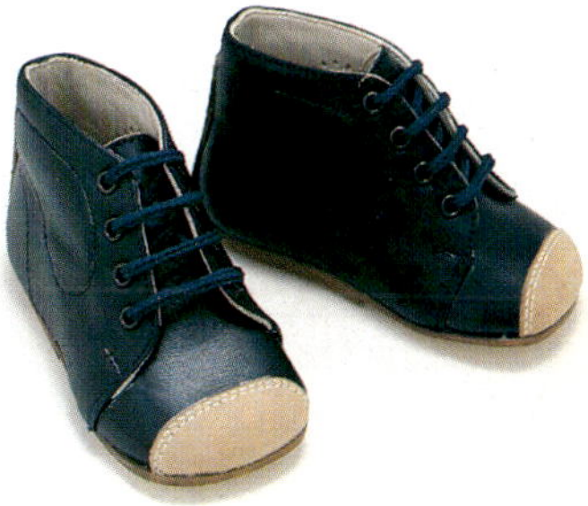

Fig. 6.– Los primeros zapatitos del bebé deben estar bien estudiados y ser lo más anatómicos posible.

Luz y calefacción

La luz será indirecta y clara, y no debe dar de plano sobre la cara del niño cuando éste se encuentre durmiendo en su cuna.

La mejor clase de calefacción, es, sin duda, la producida por medio de agua corriente. Menos recomendables son las estufas eléctricas y de gas, que secan el aire de la habitación; las segundas por añadidura, consumen oxígeno.

Los muebles

Al principio el niño puede permanecer en un capazo forrado (fig. 1) y pasar después a una cuna que no sea muy pequeña (fig. 2), ya que así se podrá utilizar durante más tiempo. Deben rechazarse las cunas sin patas y las cunas-mecedoras, cuyos movimientos no benefician al niño.

Sin duda la cuna plegable es muy práctica, y su utilidad se evidencia especialmente en los viajes, pues ocupa poco espacio y luego rinde el mismo servicio que una cuna corriente. Suele estar fabricada en plástico o tela con los elementos en metal lacado (fig. 3).

La cómoda o armario para guardar su ropa debe tener estantes y cajones suficientes para todo su equipo, y para guardar los artículos de tocador, juguetes, etc.

Otros artículos útiles serán dos sillas y una mesa, así como un cubo, con tapadera, para ir echando en él la ropa sucia.

Cuando el niño sea mayor tendrá también en la habitación el «parque» o «corralito» para jugar (fig. 4), la silla alta o «trona» para comer, el «tacataca» para andar, y el orinalito de material plástico.

La silla o coche de paseo

Puede elegirse entre silla o coche. Es preferible la silla para el niño de más de un año, y el coche para el pequeñito (fig. 5).

En sillas existe toda una serie de modelos que van cambiando constantemente. Elíjase la que más agrade y sea más segura para el pequeño.

Otros artículos

El coche suele tener el centro desmontable, y se convierte en cuna portátil de quita y pon. Muy práctico.

Es adecuada la silla adaptable al asiento del coche cuando la madre conduce y lleva con ella a su hijo (fig. 6).

Las redes de cuna y los sujetasábanas son otros tantos artículos para el niño.

El colchón y las ropas de la cuna

El colchón deberá ser de crin vegetal, mejor que de fibra sintética. Sobre el colchón se coloca un hule o goma que lo protege, y encima de éste van los empapadores en rubyl, después la sábana bajera, que puede ser de algodón o bien de género de punto (máquina) y con cuatro puntos de ajuste, en leacril muy lavables y, sobre todo, muy absorbentes.

Después se pondrá la sábana encimera (lámina B/5, fig. 2), la manta, la colcha y la almohada, si la lleva, ya que muchos pediatras prefieren que no la usen.

Las mantas serán de lana o de algodón; las sábanas, de algodón o tergal.

Artículos de aseo y tocador

Bañera de tipo plegable, con bastidor, sobre el cual se podrá vestir al niño cómodamente (fig. 7).

Jabón líquido neutro, para evitar escoceduras. Se tendrá en una botella de cristal o plástico (lámina B/7, figura 3).

Pomada antiescoceduras y leche para frotar el cuerpo del niño.

Colonia fresca, que no debe ser muy perfumada (lámina B/7, fig. 3).

Cajita con palitos higiénicos.

Algodón hidrófilo.

Unas tijeras curvadas (lámina B/7, figura 4).

Un cepillo suave (los venden ya especiales) y su peine (lámina B/7, figura 4).

Esponjas naturales (lámina B/7, figura 3).

Imperdibles con cierre de seguridad.

Emulsión balsámica.

Artículos sanitarios

Termómetro clínico rectal. (Durante los dos primeros años la temperatura se tomará en el recto).

Una bolsa de goma para el agua caliente.

Una perilla pequeña de goma, que servirá como aspirador nasal.

Gasas esterilizadas.

Suero fisiológico.

Mercurocromo.

Alcohol.

Atlas de PUERICULTURA

POR **ANA MARIA CALERA** PROFESORA DE A. S.

Serie **B** Núm. **6**

LA PREPARACION PARA EL PARTO

LA CANASTILLA Y LA HABITACION DEL NIÑO

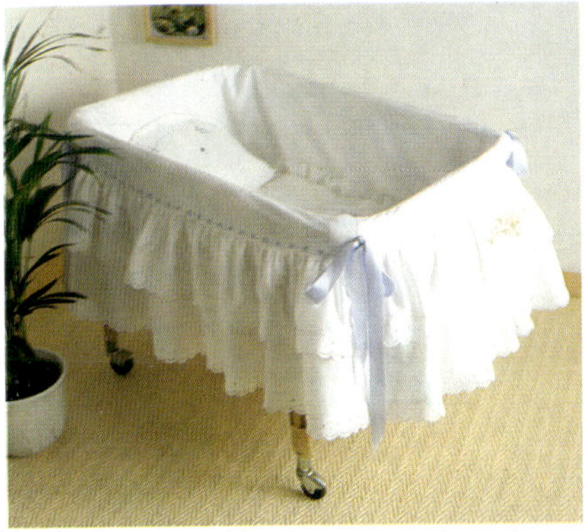

Fig. 1.– Capazo vestido con patas provistas de ruedas. Transportable y cómodo.

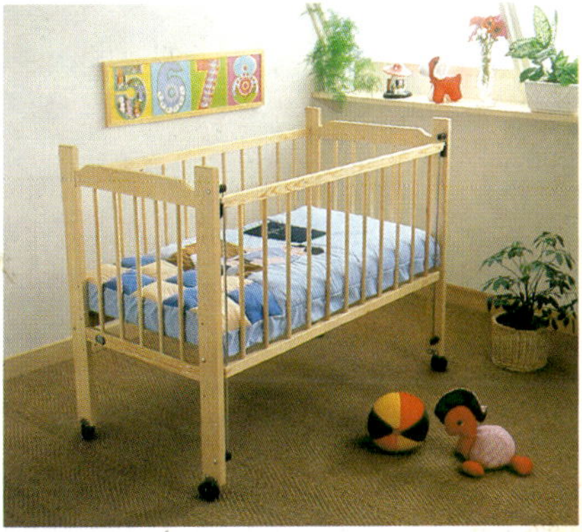

Fig. 2.– Cuna que puede durar hasta los 3 o 4 años de edad. En madera de color natural.

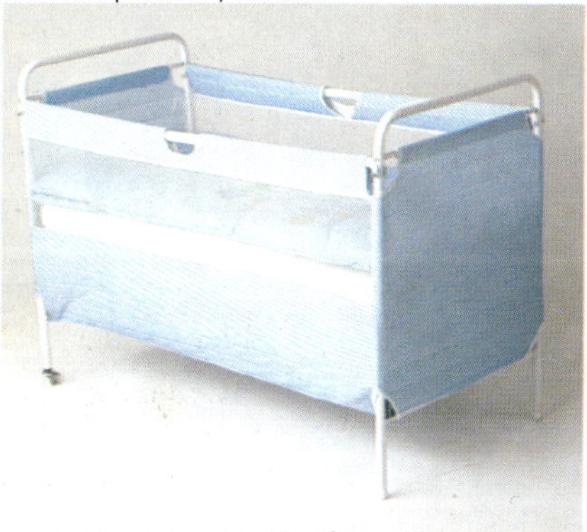

Fig. 3.– Cuna plegable ideal para viajes. Es totalmente desmontable.

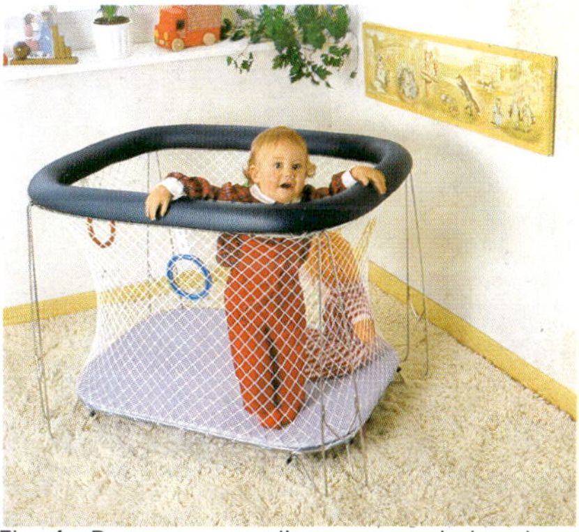

Fig. 4.– Parque o «corralito» que puede instalarse en cualquier rincón de la casa.

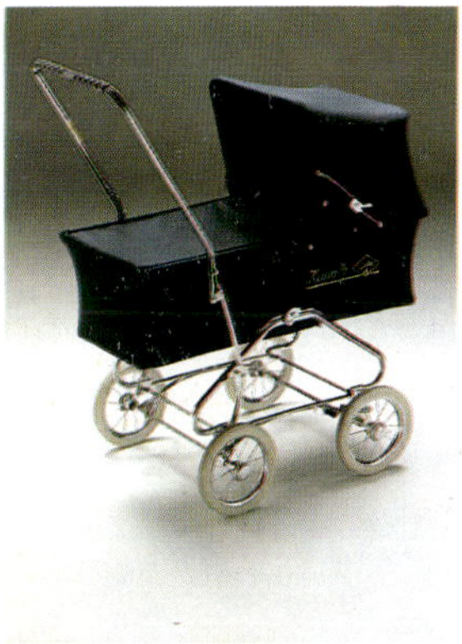

Fig. 5.– Modelo de coche estudiado para poder convertirlo en porta-bebés o silla de paseo.

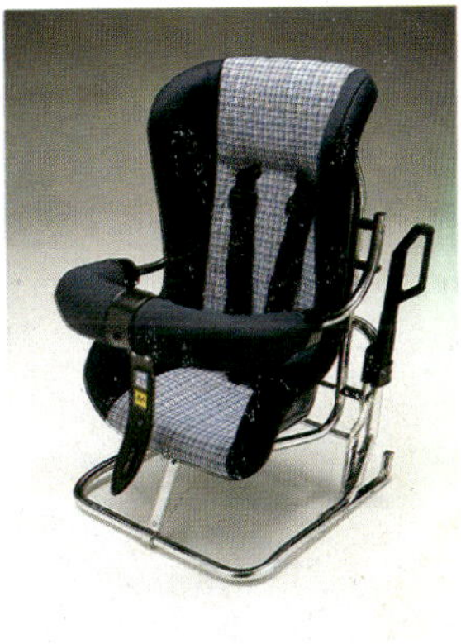

Fig. 6.– Silla adaptable al asiento del coche.

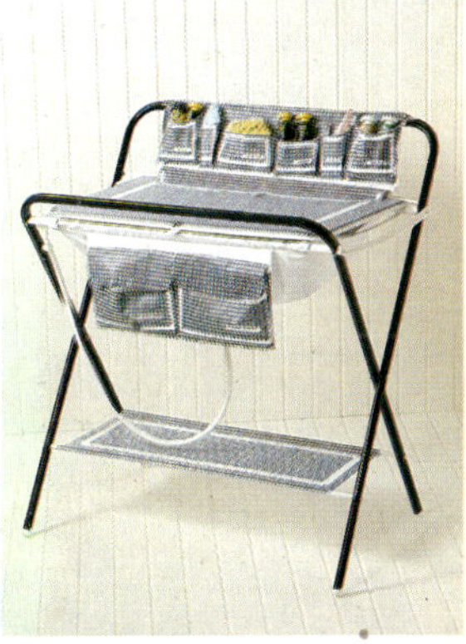

Fig. 7.– Bañera de tipo plegable con bastidor y bolsillos laterales.

CONSEJOS Y ADVERTENCIAS PARA LA MADRE

El mejor lugar para dar a luz

Ya que el cálculo de la fecha del parto no ofrece garantías, la embarazada ha de decidir bastantes semanas antes la clínica o el hospital al que desee ir cuando se presenten los primeros síntomas del parto.

Hoy en día la asistencia a la madre, tanto en la ciudad como en los medios rurales, es buena y desde los establecimientos de la Seguridad Social a la clínica maternal privada, cualquiera de ellas es aconsejable para dar a luz.

Nunca se sabe si podrá ser necesaria una intervención (cesárea) o no. Por ello un medio hospitalario será la mejor garantía.

En el primer parto es, por supuesto, difícil hacer un pronóstico sobre su desarrollo, ya que pueden presentarse trastornos imprevistos. De todos modos, si hay estrechez pélvica o hemorragias, si sufre alguna enfermedad o si el feto es grande, será muy ventajoso para la embarazada ingresar en una clínica u hospital, donde en todo momento se dispone de los recursos necesarios para hacer frente a cualquier situación.

Al llegar al hospital o a la clínica, la parturienta deberá ser conducida directamente a la habitación. Allí se le pondrá un enema. Poco después se le practicará un examen para conocer exactamente el proceso del parto. Generalmente esto lo hace la comadrona antes de que llegue el médico especialista.

El equipo que ha de llevarse a la clínica

Después de nueve meses de espera, ha llegado el momento de ir a la clínica, pues las primeras molestias anuncian que el hijo está a punto de nacer.

¿Está lista la maleta? Veamos lo que se va a necesitar.

Tres camisones. Uno tiene que ser muy práctico, de tergal o algodón blanco, perfectamente lavable y esterilizable. Los otros dos tienen que ser también de algodón o de tergal, con mangas cortas, abiertos por delante (fig. 1). Hay que descartar, naturalmente, los camisones muy adornados con puntillas y bordados, porque cuando están arrugados o mojados de leche adquieren un aspecto lastimoso.

Bata. Ha de ser larga, no de gasa, por ser demasiado transparente, ni de raso, porque no es adecuada. El tejido más indicado es la franela de lana ligera en invierno y de seda, algodón o fibra, en verano.

Un vestido y la correspondiente ropa interior, para volver a casa después del parto. Conviene no llevar un vestido demasiado estrecho.

Dos sostenes especiales para amamantar en género muy lavable. Estos sostenes especiales evitarán el tener que desvertirse cada vez que hay que dar el pecho al niño (fig. 2).

Una manopla de tejido esponja.

Una colonia muy ligera y fresca.

Una loción astringente.

Un buen manual de Puericultura. Sorprenderá ver cómo se leen con gran interés informaciones sobre los recién nacidos.

Una bolsa (¡no transparente!) para guardar en ella la ropa sucia, que se hará llevar a casa para lavar y planchar.

El vestidor extensible (fig. 3) que después se cierra (fig. 5) y ocupa muy poco espacio es de gran utilidad y puede llevarse incluso a la clínica, pues es muy práctico.

El que presentamos como ejemplo (fig. 5) se ha confeccionado a juego con el bolso-neceser del niño y de la madre.

Pañuelos de tela o papel. Abundantes, para tener siempre alguno limpio a mano.

Tres o cuatro camisitas para el niño, con manga larga o corta, según la estación.

Tres o cuatro gasas estériles para el ombligo.

Tres o cuatro fajitas ombligueras para enrollar sobre las anteriores.

Seis pañales, del modelo más apropiado, absorbentes y de fácil manejo y limpieza.

Tres pares de botitas de lana, perlé o espuma de nylon.

Tres jerseys-chaqueta de punto elástico.

Tres baberos.

Tres envoltorios.

Se necesitan además imperdibles, pomada para escoceduras, peine, esponja, si es posible natural, y cepillo del pelo.

Un chupete (fig. 6). Todos los bebés al nacer tienen la necesidad de chupar, pues es su medio de alimentación, y después les queda la costumbre de tener algo en la boca que les dé sensación de consuelo. Por ello algunos bebés se chupan el pulgar y otros adquieren el pequeño «vicio» del chupete. El chupete resuelve en muchos casos momentos de inquietud en la espera de recibir el alimento. Debe esterilizarse cada vez que cae al suelo (escaldarlo con agua hirviendo es suficiente).

LA PREPARACION PARA EL PARTO

CONSEJOS Y ADVERTENCIAS PARA LA MADRE

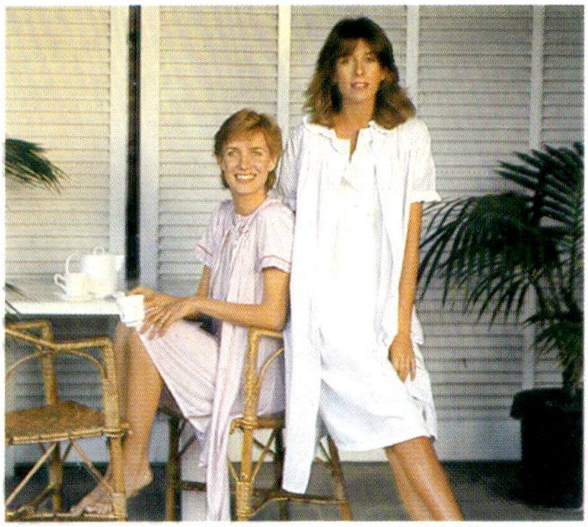

Fig. 1.– Camisón y bata a juego, en género lavable.

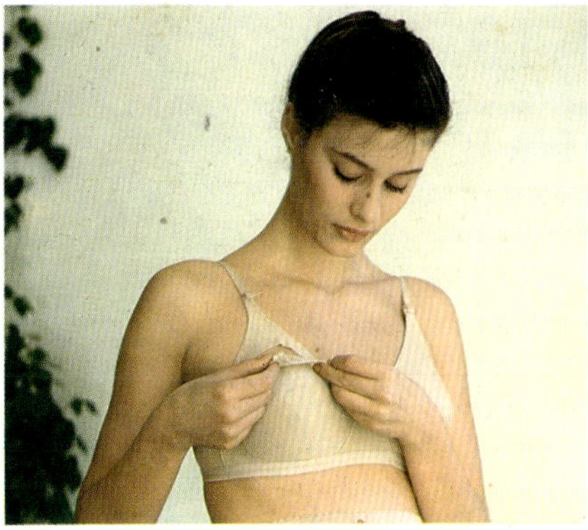

Fig. 2.– Modelo de sujetador o sostén apropiado para amamantar al bebé.

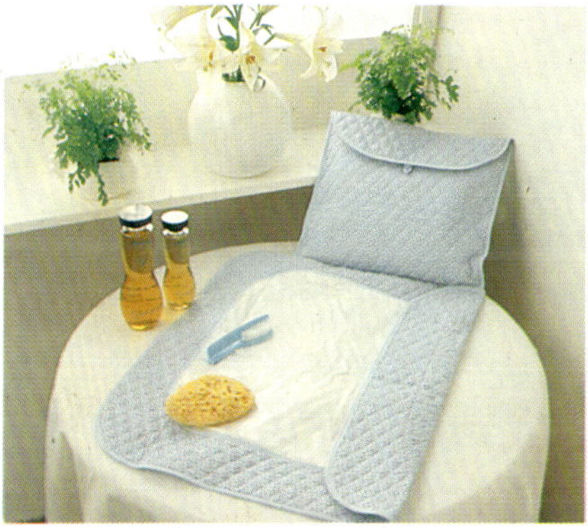

Fig. 3.– Tenga siempre a mano todo lo que va a necesitar para el aseo del niño.

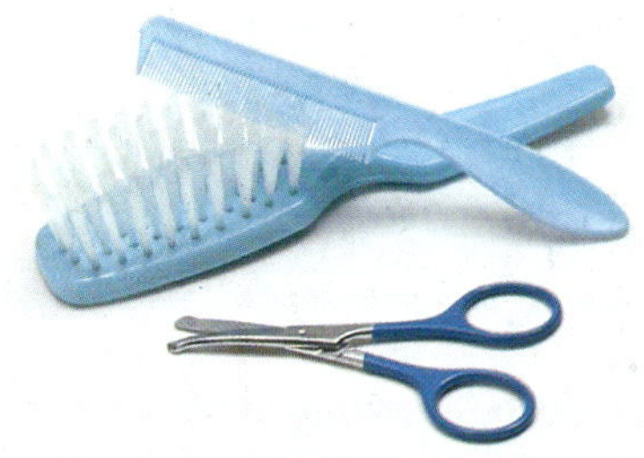

Fig. 4.– Cepillo, peine y tijeras especialmente diseñadas para uso infantil.

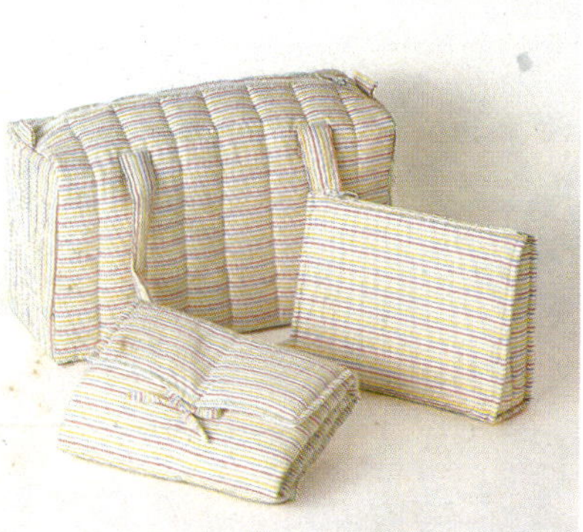

Fig. 5.– Conjunto de canastilla neceser y vestidor a juego para cambiar al bebé.

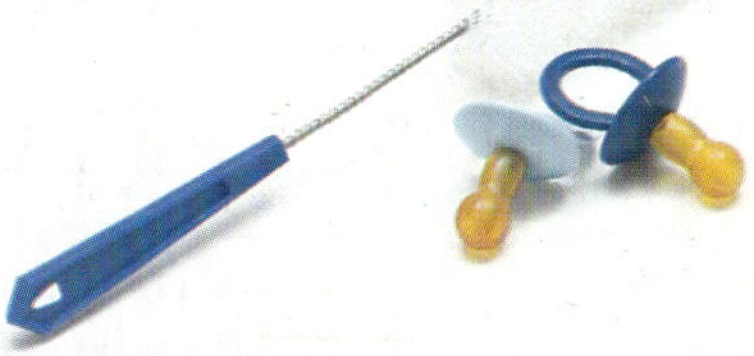

Fig. 6.– Cepillo especial para limpiar biberones y chupetes de goma que deben hervirse antes de su utilización.

EL PARTO

COMO SE INICIA

Primeros síntomas

Desde los tiempos más antiguos ha interesado a los médicos el hecho de que aproximadamente a los 280 días de la concepción se inicie espontáneamente el trabajo del parto. Hipócrates, el más ilustre de los médicos de la Antigüedad, pensaba que el niño empezaba a golpear con los pies el fondo del útero y que era de esta manera como se abría paso por la vía materna hasta la luz.

Con el tiempo se abandonó esta idea. Los estudios más recientes revelan que se produce el parto porque en la unidad funcional que constituyen feto-placenta (niño y madre) se producen unos cambios hormonales que hacen al útero más sensible a una secreción aumentada de occitocina materna, sustancia que provoca y estimula las contracciones del útero.

La disminución de estas sustancias en la sangre permite la activación de las hormonas producidas por la hipófisis y capaces, gracias a su especial composición química, de activar las contracciones uterinas. Se designa a este grupo de hormonas, en su conjunto, con el nombre de «oxitocina». Cuando la oxitocina ha alcanzado en la sangre un nivel suficientemente elevado empieza el trabajo del parto.

El canal del parto: la pelvis

En la pelvis femenina (fig. 1, A), vista desde la cavidad abdominal puede apreciarse, abajo y delante, la sínfisis, y arriba y atrás la última vértebra lumbar, continuada por el sacro. Ambas aletas del sacro se prolongan ampliamente hacia las fosas ilíacas. El espacio del centro, en forma ovoidea, es la entrada pélvica, por la cual pasará la cabeza del niño hacia abajo (excavación).

En la pelvis, vista de abajo arriba (figura 1 B), la sínfisis se encuentra en la parte superior de la figura; el sacro, en la inferior, y a ambos lados se hallan las fosas ilíacas; el límite interior constituye la salida de la pelvis, por la cual pasa la cabeza del feto, en el período de expulsión (fig. 2), de la estrechez pélvica ósea a la pelvis blanda.

La excavación o pelvis ósea, y la pelvis blanda, que es su prolongación, constituyen el canal del parto.

Descenso del niño

En el noveno mes del embarazo, el niño, empujado por la contracción del músculo uterino, se abre camino hacia abajo y asienta la cabeza en la abertura de la matriz.

Este movimiento del útero hacia adelante alivia la presión sobre el abdomen y permite a la madre respirar mejor, pero el cambio de posición ocasiona mayor presión hacia abajo.

Cómo puede comenzar el parto

El parto puede iniciarse por cualquiera de estas manifestaciones:

a) Generalmente, con un ligero dolor de espalda, a veces acompañado a intervalos de calambres en el abdomen; éste, alternativamente, se endurece y ablanda al producirse las llamadas contracciones uterinas, que duran de 10 a 40 segundos.

Seguidamente las contracciones se hacen cada vez más frecuentes y más intensas: el útero toma el aspecto de un globo, y su orificio externo se ensancha progresivamente hasta llegar a una dilatación de 7, 8, 10 u 11 centímetros de diámetro. En este punto, el útero está preparado para iniciar su operación de «eje». Su orificio externo está ya suficientemente dilatado para dejar pasar al niño, y no se dilatará más. Este constituirá el rodete fijo sobre el cual el resto del útero actuará como eje, fijo también, en su empuje.

Este primer período, o período de dilatación, dura de 10 a 12 horas para la primípara, y mucho menos para la mujer que ha tenido ya hijos. Durante este período la mujer aplicará toda la técnica de relajamiento que ha aprendido, si practica el método de parto sin dolor, entre las contracciones, y respirará profundamente al primer aviso de que llega una contracción, para poder respirar muy superficialmente durante todas las demás contracciones que seguirán.

b) La «pérdida» o «limos». Es la salida al exterior de una sustancia gelatinosa al mismo tiempo que se produce una pequeña hemorragia. Una parte de los «limos» se ha condensado formando el «tapón gelatinoso» que cerraba el cuello del útero.

c) Rotura de la bolsa de aguas. La ocasiona la precipitación por la vagina de líquido proveniente de la bolsa amniótica que le contiene para proteger mecánica y biológicamente al feto. En algunos casos el médico habrá de romper esta bolsa de aguas.

EL PARTO

COMO SE INICIA EL PARTO

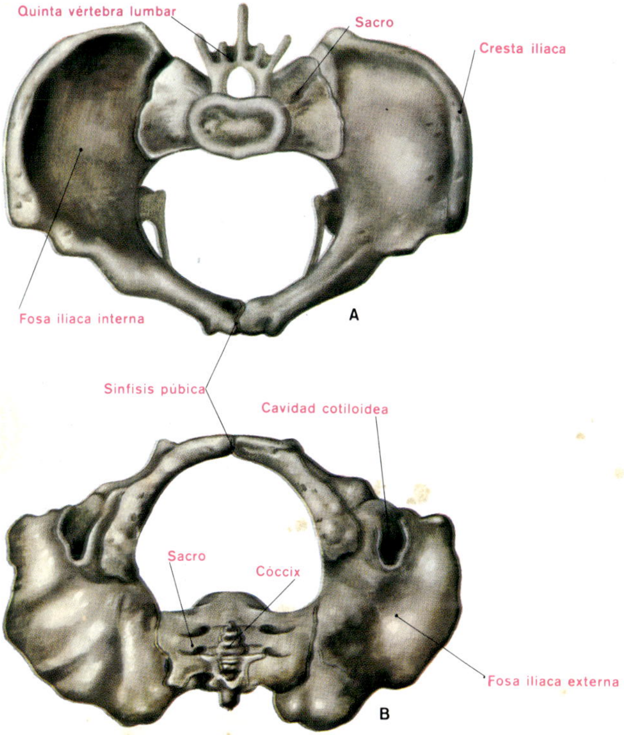

Fig. 1.– Pelvis femenina normal. En A, vista por su cara superior; en B, vista por su cara inferior.

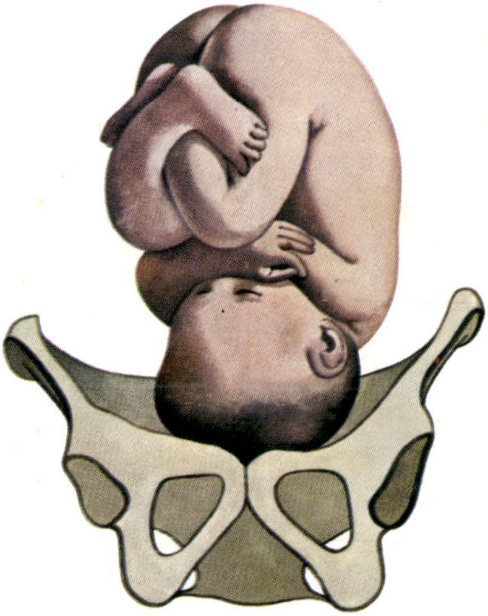

Fig. 2.– Acomodo o encajamiento del feto en las últimas semanas.

COMO ES EL PARTO

Comienzo del trabajo del parto

Las contracciones de los músculos del útero facilitan la dilatación del cuello de la matriz. En ocasiones, después de iniciadas, las contracciones se interrumpen. Es aconsejable descansar en estos momentos, sobre todo cuando se trata del primer parto.

Durante la dilatación se rompen por su polo inferior las membranas que tapizaban el interior del útero; esto es lo que vulgarmente se llama «ruptura de aguas».

Si las contracciones son escasas es indicado estimularlas por medio de la aplicación de sustancias o derivados de la pituitrina. El gota a gota, administrado en la vena y bajo riguroso control, hará que las contracciones sean más intensas y más frecuentes (en el caso que no se realice el parto natural).

En la segunda etapa del parto, después de que el útero se ha dilatado lo bastante para dar paso al niño, las contracciones continúan, empujándolo hacia afuera, hasta que termina el parto (fig. 2 y láms. C/3 y C/4, figs. 1 y 2, 3 A y 3 B).

Este es el período que requiere, en un parto sin anestésicos, mayor atención por parte de la parturienta, porque, si colabora activamente, puede abreviarlo mucho.

La duración del parto varía entre 12 y 24 horas la primera vez, y menos, entre 6 y 8, en las siguientes.

Si las contracciones se suceden con frecuencia se puede administrar a la parturienta algún sedante; de continuar y ser más fuertes se le aplicará la anestesia en el caso que la madre no quiera o no pueda tener (por prescripción médica) un parto natural.

El médico examinará a la futura madre para ver cuánto se ha dilatado el cuello de la matriz. Si la dilatación es completa, habrá entrado ya en el período siguiente, en el que la cabeza del bebé ha salvado el cuello uterino.

El nacimiento del niño se acerca, y la madre ayudará, en los períodos de contracción, para empujar al bebé hacia abajo.

En el momento final, lo más posible es, de no practicarse el parto sin dolor, que se aplique la anestesia local.

El médico puede practicar una episiotomía, o corte en el periné, para evitar el desgarro.

Inmediatamente después de que ha aparecido la cabeza, con una ligera tracción sale el resto del cuerpo. Después de poco tiempo el niño, en general, empieza a gritar violentamente.

Muchas veces una droga analgésica puede resolver ciertos casos. Hay diversos tipos de anestésicos; uno de ellos es el llamado «peridural». Se trata de una anestesia cuyos efectos se concentran en la médula espinal y suele aplicarse en la parte baja de la columna vertebral (no tiene nada que ver con la Raqui). Esta anestesia deja a la mujer insensible de cintura para abajo.

Otra anestesia positiva la tenemos en el pentotal, que se administra en la vena, bajo estricta vigilancia médica. Sobre el uso y clases de los anestésicos, sólo el especialista que actúe en el parto será el indicado para elegir éste o aquél, o ninguno, si así lo cree necesario.

Expulsión de las secundinas

Las secundinas —placenta, membranas y cordón— regulan el metabolismo infantil y a la vez ceden a la madre ciertas sustancias activas, las cuales contribuyen, con la secreción interna de las glándulas sexuales (gónadas), a que se realicen en el organismo materno las modificaciones impuestas por el embarazo; por ejemplo, preparan las glándulas mamarias para su función. Después de nacer el niño, el útero disminuye; a los pocos minutos se cierra estrechamente alrededor de las secundinas y, ocasionando unos dolores que la mujer apenas percibe, provoca su desprendimiento del lugar en que estaban fijas. Durante el alumbramiento y el desprendimiento y la expulsión de las secundinas quedan abiertos un momento los vasos maternos, y por esto en todo parto se produce una ligera hemorragia. Pero si no se cierran pronto estos vasos o senos de la decidua se corre el peligro de una hemorragia intensa; es imprescindible, por tanto, una estricta vigilancia. Los excelentes medicamentos de que hoy día dispone la industria farmacéutica para facilitar las contracciones del útero han disminuido considerablemente los peligros del alumbramiento y son una ayuda imprescindible para el médico. El desprendimiento y la expulsión se efectúan, generalmente, en menos de una hora. A veces hay retrasos, y entonces se necesitan medidas especiales.

Si se ha producido una herida en la entrada vaginal debe efectuarse una sutura, previa analgesia.

Atlas de PUERICULTURA

POR **ANA MARIA CALERA** PROFESORA DE A. S.

Serie **C** Núm. **2**

EL PARTO

COMO ES EL PARTO

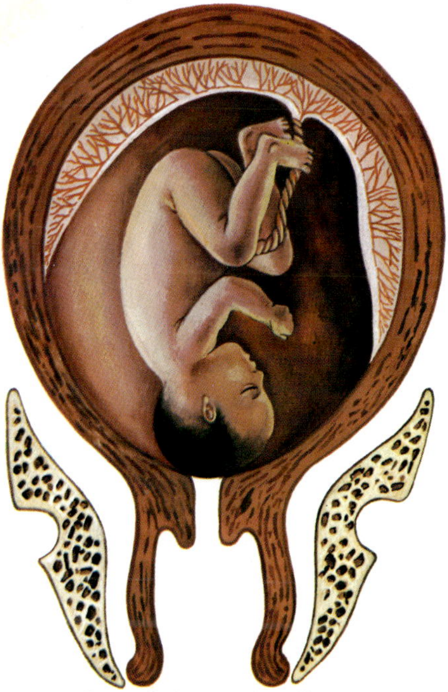

Fig. 1.– Período de dilatación.

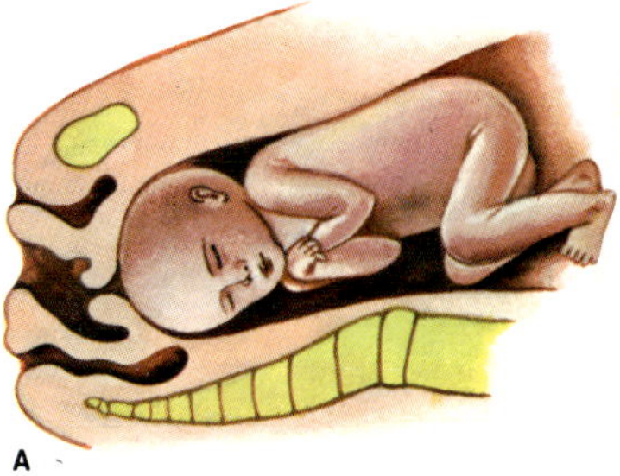

A

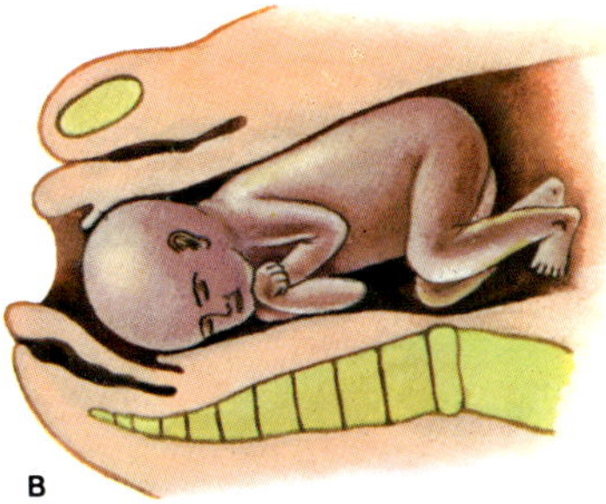

B

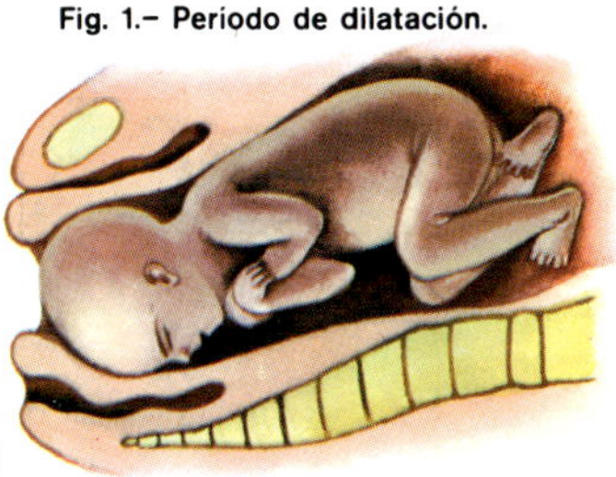

C

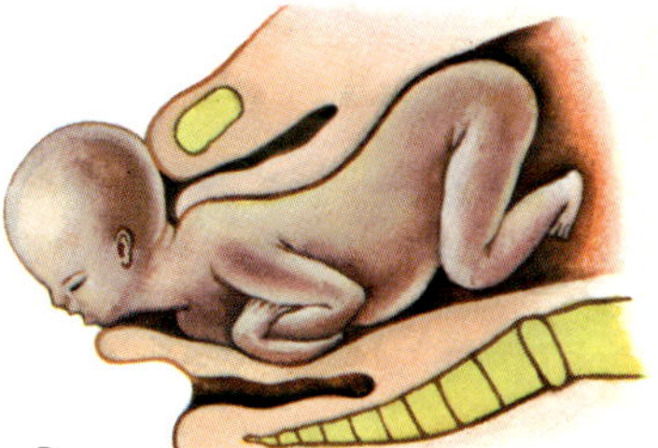

D

Fig. 2.– Posición normal del feto en el seno materno, del cual sale, en el momento del parto, con la cabeza echada hacia adelante y mirando hacia la tierra (A, B, C y D).

A B C D

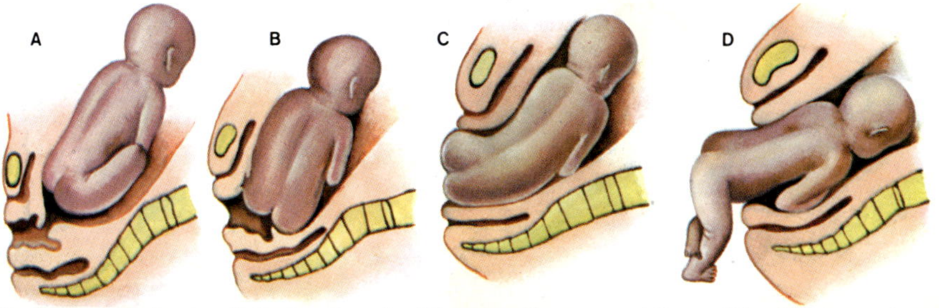

Fig. 3.– Presentación o posición de nalgas, también conocida como posición podálica del feto, en el seno materno, del cual sale, durante el parto con la parte posterior hacia adelante (A, B, C y D).

LOS PARTOS DIFICILES

Los fórceps

Son un instrumento a modo de pinzas gigantes que sirve para extraer el feto cuando la expulsión, por varias razones, se hace difícil.

Este instrumento tiene una historia curiosa. En 1700, en Inglaterra había una conocida familia de cirujanos obstetras, los Chamberlen. Uno de ellos, Pedro, ideó este instrumento, pero no hay ninguna reseña de la invención, que fue un secreto familiar durante casi un siglo. Los Chamberlen se hicieron un nombre con este misterioso método, que reducía la mortalidad materna y fetal. Fue sólo a finales del siglo XVIII cuando Hugo Chamberlen puso fin a este monopolio, deplorable y anticientífico, dando a conocer dicho instrumento, que se difundió rápidamente en todas partes.

Desde entonces el fórceps ha sufrido varias modificaciones en su forma y en su aplicación práctica, pero el principio sigue siendo el de la genial familia Chamberlen.

No entraremos en detalles sobre cuándo está indicado el uso del fórceps ni sobre su modo de aplicación. Es el médico quien decidirá en cada caso. Baste decir que se recurre al empleo del fórceps cada vez que se precisa acelerar el parto.

Las indicaciones más comunes son, según las estadísticas de la Clínica Obstétrica de la Universidad de Milán, la *inercia pura del útero* (ausencia o deficiencia de contracciones) y, sobre todo en las primíparas, la rigidez de la musculatura a pesar de las contracciones.

Generalmente, el fórceps, aplicado «lege artis» no provoca daños al feto. Se habla, en contadas ocasiones, de «lesiones del fórceps», alteraciones que pueden ir desde los hematomas (derrames de sangre) hasta la parálisis de los nervios craneales, lesiones efímeras y lesiones permanentes.

En la actualidad el uso del fórceps se sustituye en muchos casos por las «espátulas», que son grandes cucharas no articuladas que desprenden al feto con movimientos zigzagueantes, o bien por medio de la «ventosa» o la cesárea.

La cesárea, o extracción del niño por una abertura realizada en el abdomen, es hoy una operación regulada, fácil y sin peligro tanto para la madre como para el hijo, siempre y cuando se practique por el equipo competente.

Recordemos que se da la cifra de un 10 % de cesáreas sobre los partos normales.

En manos del obstetra está resolver los casos «más difíciles», tales como las anomalías fetales en volumen, las malformaciones de la pelvis, la placenta previa (placenta insertada en la parte inferior del útero), el desprendimiento precoz de la placenta, la inercia uterina (insuficientes contracciones uterinas); las enfermedades graves de la madre. Todos estos casos, cuando no significaban la muerte de la madre, del hijo o de los dos, dejaban siempre «una señal», larga y penosa convalecencia para la madre y también graves e irreparables daños para el niño. Todos estos problemas se ven resueltos ahora por la intervención cesárea.

El período postoperatorio y la convalecencia son breves; al cabo de pocos días la madre se sentirá ya casi como antes de la intervención.

EL PARTO

LOS PARTOS DIFICILES

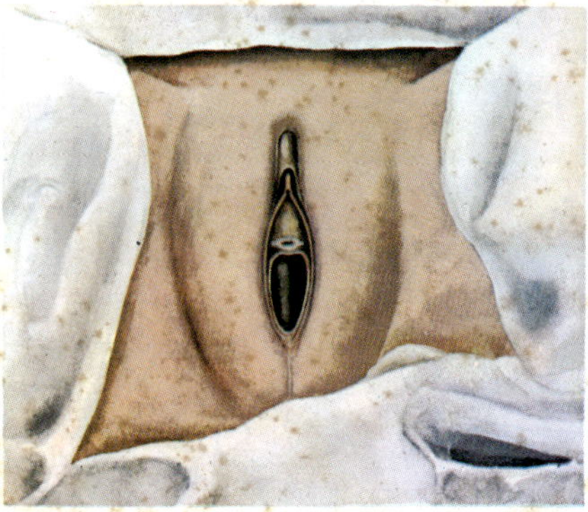

Fig. 1.– Primera aparición de la cabeza del bebé en el orificio de salida.

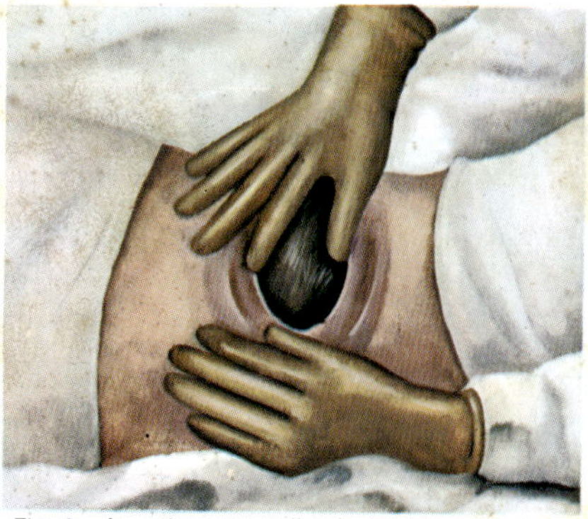

Fig. 2.– La cabeza va saliendo debido a las contracciones del útero.

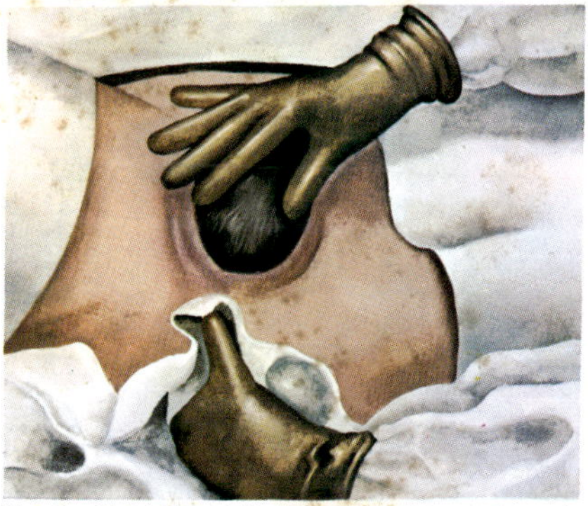

Fig. 3.– El médico vigila los progresos que se verifican a cada contracción.

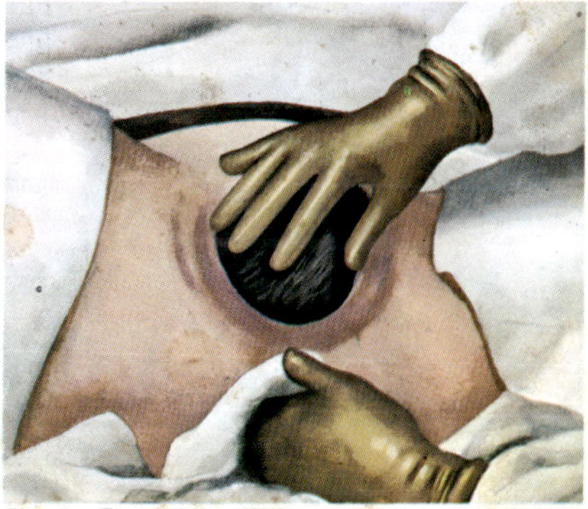

Fig. 4.– El médico guía la cabeza, mientras con la otra mano sostiene el tejido para evitar el contacto de aquélla con el ano.

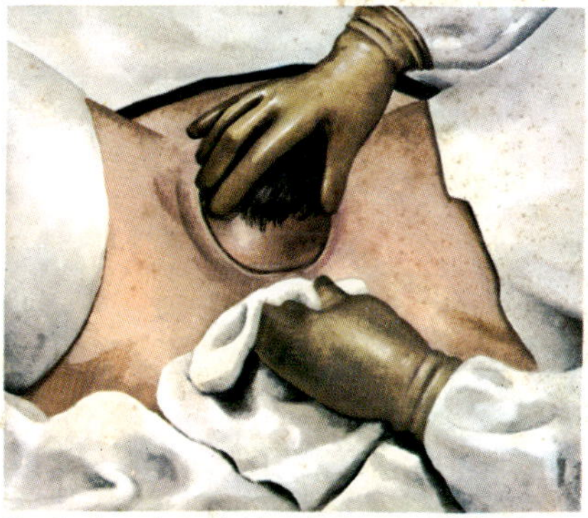

Fig. 5.– La cabeza del bebé emerge casi totalmente y está pronta para ser expulsada.

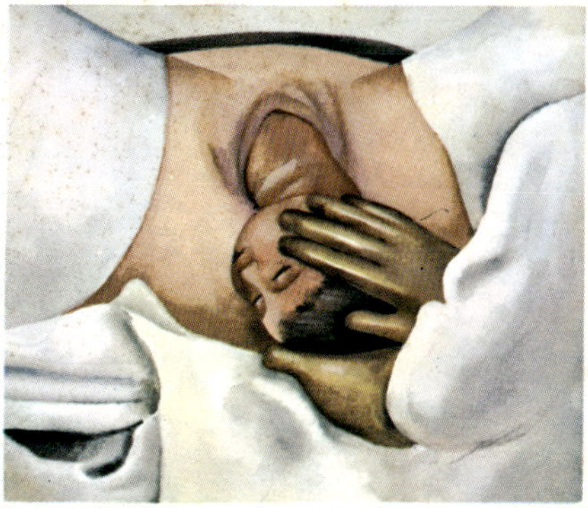

Fig. 6.– El médico ayuda a salir el hombro, después de lo cual el resto del cuerpo emerge rápidamente.

LOS PARTOS IRREGULARES

El parto prematuro y el parto tardío o prolongado.

Habitualmente se piensa que la gestación dura nueve meses exactos y que durante ellos el feto va adquiriendo todos los caracteres que le permiten nacer e independizarse del seno materno. Pero no siempre es así: en algunos casos el parto es prematuro; en otros, en cambio, prolongado o tardío.

Se calcula un 3 por 100 de partos prematuros y un 2 por 100 de partos tardíos o postérminos.

El parto prematuro. — El parto prematuro es el que se produce antes de cumplirse las 8 faltas y media.

Las causas que lo provocan. — Las estadísticas nos revelan que se desconocen las causas de más de un tercio de los partos prematuros. Algunas mujeres, por ejemplo, dan a luz siempre prematuramente, sin que se sepa por qué. Establecida esta premisa, veamos cuáles son los factores que con más frecuencia abrevian el embarazo.

1. Enfermedades de la madre. — Si la madre sufre alguna enfermedad infecciosa (aguda o crónica), algún desequilibrio hormonal, cardiopatía, enfermedades del riñón o del hígado o diabetes hay muchas probabilidades de que el niño nazca antes de tiempo.

2. El trabajo. — Todo trabajo pesado y cualquier esfuerzo físico excesivo determinan con frecuencia un parto prematuro.

Las mujeres que trabajan en contacto con determinadas sustancias (azufre, mercurio, tabaco) pueden también dar a luz prematuramente, porque en su organismo se crea un estado tóxico que acelera el mecanismo del parto.

3. Traumas físicos y psíquicos. — Las caídas y los traumas psíquicos sólo pueden ocasionar un parto prematuro si son muy fuertes.

4. Causas fetales. — Capítulo aparte merecen algunas causas que no están ligadas a las condiciones de la madre, sino a las del feto o a las de la placenta. Un parto de mellizos (fig. 5), por ejemplo, casi siempre es prematuro. Siendo el contenido uterino mayor que en el embarazo normal, ensancha exageradamente las paredes del órgano, estimula su contracción y precipita el comienzo.

La existencia de polidramnios (excesivo líquido amniótico) o cualquier anomalía de la placenta pueden ser también motivo de parto anticipado.

La influencia del tabaco en los partos prematuros. — ¿Es cierto que las mujeres que fuman están expuestas a partos prematuros?

No insistiremos nunca demasiado en los daños que pueden derivarse del tabaco; el cigarrillo es nocivo.

El parto tardío. — El parto que se produce después de doscientos ochenta y cinco días de gestación se llama prolongado o tardío.

Las causas que lo provocan. — Las causas del parto tardío permanecen aún bastante oscuras.

Siendo así que el parto se inicia con la contracción de los músculos del útero, se ha supuesto que la dificultad de estos músculos para contraerse puede ser una de las causas del retraso. Este defecto puede tener por origen la falta de proteínas indispensables para el mecanismo de la contracción o un desequilibrio hormonal.

Otras veces se retrasa el parto porque el feto necesita más tiempo del normal para su completa formación.

¿Qué mujeres tienen predisposición para el parto prematuro?

Algunos estudios han señalado como más predispuestas al parto prematuro las madres primíparas muy jóvenes. Existe también una predisposición familiar.

El parto de gemelos

Cuando se presenta un parto múltiple, generalmente es de gemelos (proporción de 1 por 80 partos).

Pero en la proporción de 80^2 partos pueden ser de trigemelares; de cuatrigemelares en la de 80^3, y en la de 80^4, de quintigemelares; como vemos, éstos, afortunadamente, son muy poco frecuentes.

Los embarazos múltiples son más frecuentes en la raza negra, seguida por la blanca y, por último, por la mongól.

Pueden tener como punto de partida la fecundación de dos huevos o de un huevo solo con dos núcleos; en el primer caso nacen gemelos *dizigotos*, o *fraternos*, o *bicoriales* (tienen cada uno sus dos membranas: el corion y el amnios) (fig. 5); en el segundo caso son gemelos *monozigotos*, o *monocoriales*, o *idénticos*.

Atlas de PUERICULTURA

POR ANA MARIA CALERA PROFESORA DE A. S.

EL PARTO

LOS PARTOS IRREGULARES

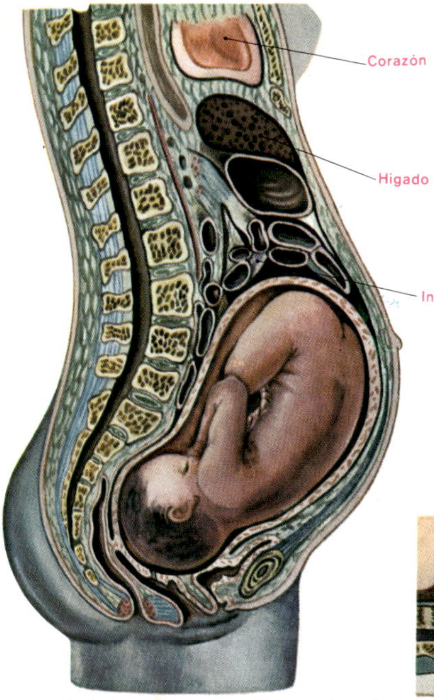

Fig. 1.– Posición del feto inmediatamente antes de comenzar el trabajo del parto.

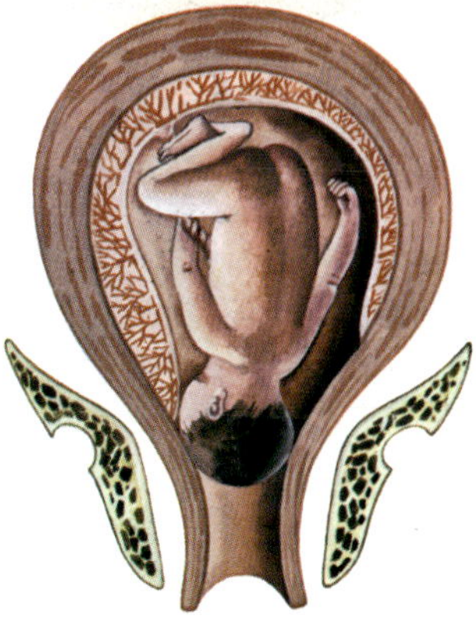

Fig. 2.– Período de expulsión.

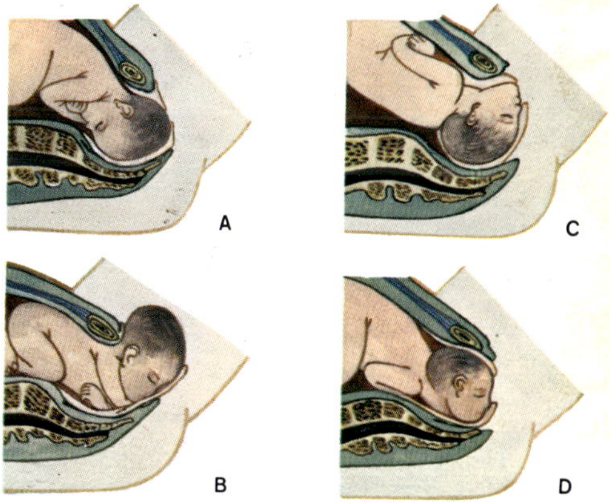

Fig. 3.– En A y B, presentación normal del feto; en C, presentación anormal, mirando al cielo, que puede hacer forzosa una cesárea o bien una manipulación del médico para volverlo a la posición normal D.

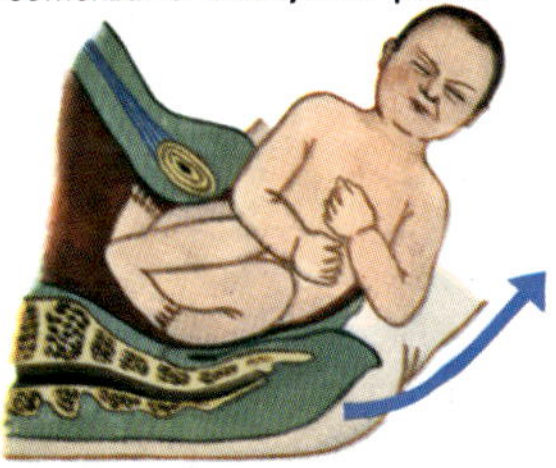

Fig. 4.– Parto con salida del niño de medio lado, muy poco frecuente.

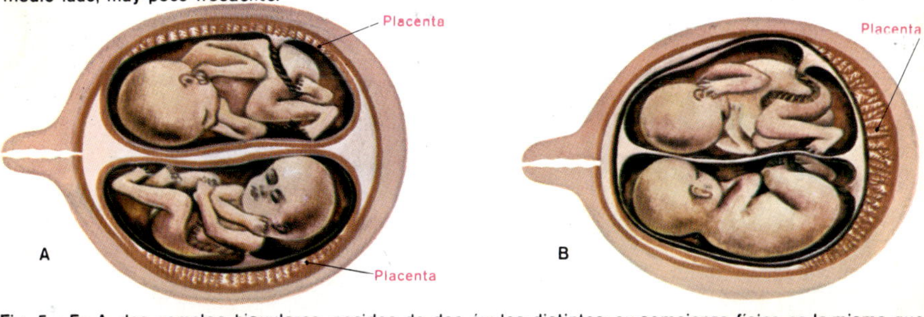

Fig. 5.– En A, dos gemelos biovulares, nacidos de dos óvulos distintos; su semejanza física es la misma que puede existir entre dos hermanos comunes. En B, dos verdaderos gemelos, nacidos de un solo óvulo dividido.

Los gemelos dizigotos o diovulares se llaman también «fraternos» porque son hijos de los mismos genitores y nacidos «en un tiempo solo». Pueden ser del mismo o de distinto sexo. Su nacimiento proviene de la fecundación de dos huevos en el mismo ciclo.

Al contrario, los gemelos monoovulares son hijos «de un solo óvulo»; nacen de la división de un mismo huevo en dos.

Existen también tipos de gemelos unidos el uno al otro. Se llaman comúnmente hermanos siameses.

Se trata de gemelos que, por una anomalía de la división germinal, no han sufrido una división completa, de manera que han quedado soldados en un punto.

¿Es posible prever durante el embarazo un parto de gemelos? — Lo primero que puede hacerlo sospechar es el volumen exagerado del abdomen, cuando es posible excluir toda otra causa. El médico obstetra auscultará a la madre para apreciar el latido cardíaco fetal, que, de haber gemelos, tiene que ser doble o múltiple (3, 4, 5). Pero sólo la ecografía permitirá saber con exactitud, ya desde el primer trimestre del embarazo, si éste es múltiple o normal.

En el embarazo múltiple son más frecuentes las molestias para la mujer (hipertensión, edemas, albúmina, varices, anemia, debilidad, etc.). Se producen también más desprendimientos prematuros de los fetos. Es necesario, pues, que el médico vigile el embarazo y que se observen rigurosamente las reglas más elementales (véanse las láminas A/5, A/6 y A/7).

Es conveniente reposar mucho, después del sexto mes de embarazo, con prohibición absoluta de viajes y de esfuerzos físicos violentos. Deben ser muy frecuentes los reconocimientos médicos.

En los partos de gemelos es indispensable la asistencia hospitalaria.

Cómo se desarrolla un parto de gemelos. — Se trata de dos partos seguidos.

Generalmente, expulsado el primer feto, comienza casi inmediatamente a descender el segundo; en algunos casos, citados como curiosidad, los gemelos han nacido con varios días de intervalo.

Por lo común, los gemelos son proporcionalmente inferiores a los niños solos en cuanto a medidas y peso. Probablemente la madre no tiene a su disposición suficiente material nutritivo para «construir» dos fetos. Pero puede decirse que un embarazo y un parto de gemelos no constituyen hoy un problema.

La preparación de la madre para el parto múltiple. — Al terminar estas sumarias explicaciones sobre el embarazo múltiple quisiéramos destacar la evidente importancia que tiene en estos casos la preparación profiláctica.

Es necesario informar a la madre, sin demora, de la «duplicidad» de su embarazo.

Si es informada de ello solamente poco antes del parto puede crearse en la gestante, ya hipersensible, un estado de pánico, algunas veces seguido de un «rechazo» del parto.

Es, pues, absolutamente necesario y obligado que la familia y el médico pongan al corriente de su situación a la mujer embarazada.

DESPUES DEL PARTO

Después de haber terminado por completo el parto, la comadrona lava a la madre y la acuesta en una cama con ropa limpia. Necesita calor, puesto que, debido a un esfuerzo excesivo, a sudores, a haber estado destapada durante el parto, suele tener frío. A veces se provocan verdaderos escalofríos, pero debemos interpretarlos como de origen alérgico por la absorción de los detritos orgánicos y su penetración en el torrente circulatorio; no tienen ninguna importancia. Hasta dos horas después de la expulsión de las secundinas tenemos que vigilar cuidadosamente a la parturienta porque, a veces, a consecuencia de una atonía del útero, sobrevienen hemorragias. Después del parto las mujeres reaccionan, en los primeros momentos, de muy diferentes maneras.

En cuanto ha terminado el parto, mientras se produce el desprendimiento de las secundinas, el niño se encuentra sobre una tela limpia entre los muslos de su madre. Se le limpia la boca, se le extrae de la cavidad bucal el líquido amniótico, o, eventualmente, la sangre, mediante un tubito aspirador. Frecuentemente, el niño no grita hasta después de algunos minutos, puesto que su adaptación de la vida en el útero a la del exterior y el comienzo de la respiración requieren algunos segundos. Es asombrosa la rapidez con que se realizan estos procesos complicados e importantes. Cuando disminuye la presión vascular en el cordón umbilical, cuando se relaja, entonces se estrangula y se corta a una distancia de seis a ocho centímetros del cuerpo del recién nacido, (Véase la lámina C/5.)

EL PARTO

OPERACIONES INMEDIATAS AL PARTO

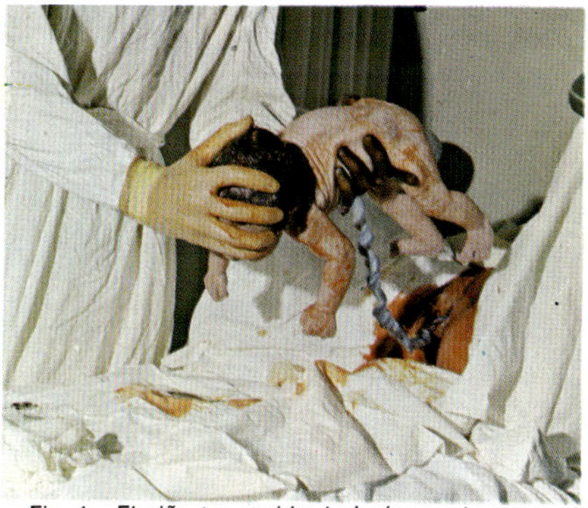

Fig. 1.– El niño ha nacido; todavía puede verse el cordón umbilical que le une con la madre.

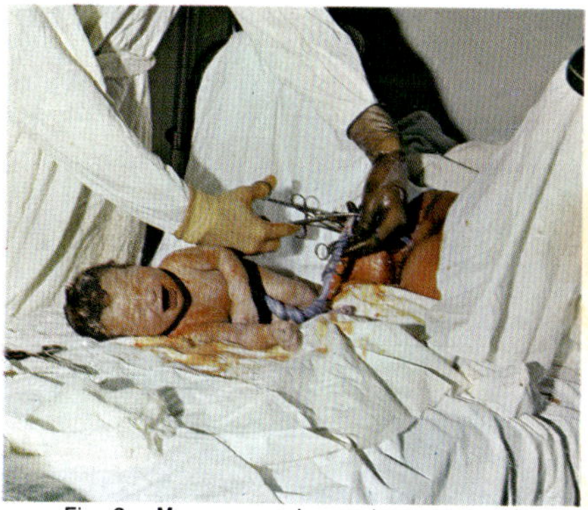

Fig. 2.– Manos expertas cortan ese cordón umbilical.

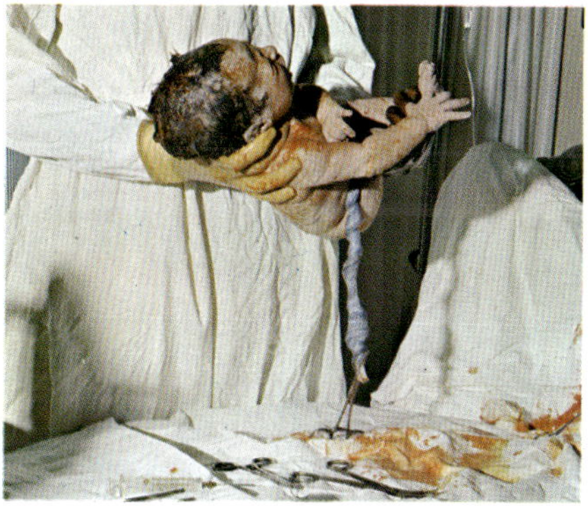

Fig. 3.– El niño es entregado a la enfermera o comadrona para que le liguen el cordón.

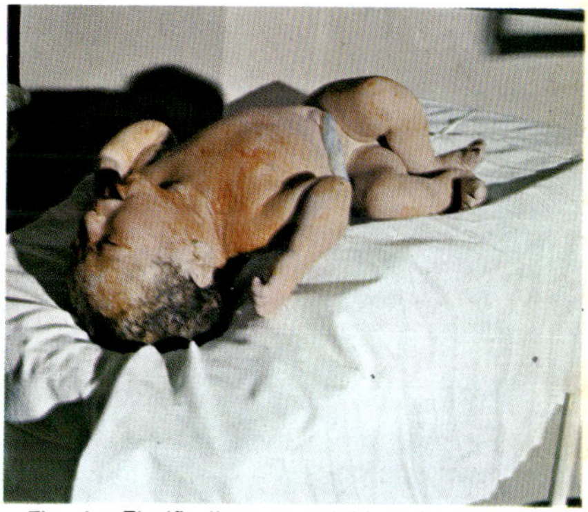

Fig. 4.– El niño llora, se establece la respiración.

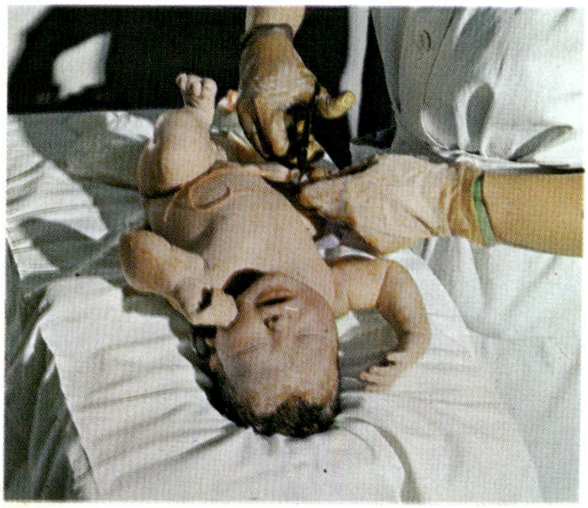

Fig. 5.– Corte y unión del cordón umbilical.

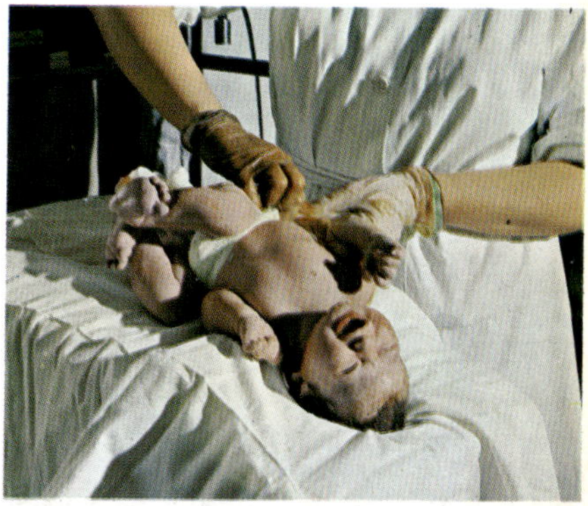

Fig. 6.– Después de cortado y curado el cordón, se procede a poner gasas alrededor de su abdomen.

EL PUERPERIO

El puerperio es el período que sigue al parto, y dura cerca de seis semanas. Este tiempo es necesario para que la mujer recupere el equilibrio psicofísico perdido durante el embarazo.

Generalmente se suele dividir el puerperio en dos períodos.

El primero, que dura aproximadamente una semana, se caracteriza por fenómenos «involutivos» del aparato genital. El útero empieza a reducirse dos días después del parto, y va disminuyendo hasta llegar a su volumen normal. En el primero o segundo día de este período la mujer experimenta, a veces, sensación de dolores y contracciones uterinas: los llamados «entuertos», al principio violentos y que luego desaparecen lentamente.

El abdomen presenta una musculatura fláccida que descansa sobre el útero, el cual protruye en la región del hipogastrio (fig. 1) en una forma conocida como «giba».

Esta, llamémosle, deformación será mucho más notable en la multípara y en la mujer delgada que en la mujer obesa o la que ha tenido un feto más pequeño.

BREVES NORMAS DE HIGIENE DURANTE EL PUERPERIO

En este primer período, la mujer necesita mucho reposo y tranquilidad (fig. 2). Es conveniente no alterarla demasiado y respetar su estado físico y anímico que debe ir acostumbrándose a su nuevo estado de madre.

Conviene también vigilar la temperatura. En otro tiempo se creía que la temperatura era, durante el puerperio, de 38° o más. Con la introducción de la asepsia y la limpieza rigurosa habitual de los órganos genitales durante el embarazo y el parto, así como evitando la exploración vaginal, la puérpera, como cualquier otra persona normal, tiene una temperatura por debajo de 37°. Que la temperatura suba hasta 37'5° puede no tener importancia, puesto que este aumento suele producirlo la subida de leche en los pechos. Las pulsaciones también son iguales que las de cualquier otra persona: unas 70 por minuto.

Se deben registrar la temperatura y las pulsaciones porque en trastornos eventuales pueden proporcionar al médico indicios para diagnosticar cualquier enfermedad y establecer el momento de su aparición.

Tres o cuatro días después del parto se manifestará el segundo fenómeno característico del puerperio: *la subida de la leche.* Esta se produce gracias a un mecanismo neurohormonal, regulado por una glándula de secreción interna: la hipófisis.

El segundo período empieza con la segunda semana aproximadamente. El útero continúa su proceso de «involución», es decir, de empequeñecimiento. Es también el tiempo de la cicatrización de aquellas inevitables pequeñas heridas y laceraciones que el feto produce al abrirse paso a lo largo del «canal del parto».

Al mismo tiempo, mientras el útero entra finalmente en reposo, las mamas prosiguen su plena actividad.

¿Cuándo levantarse?

En el pasado se prescribía un largo período de inmovilización absoluta; hoy se prefiere hacer levantar a la puérpera lo más pronto posible. La primera vez dará unos pocos pasos, se sentará en un sillón, moverá los miembros doloridos (fig. 1). Todo esto favorece el período «involutivo», restablece la circulación normal en los miembros inferiores y contribuye a evitar las flebitis. También se estimula su apetito, y con este ejercicio precoz la puérpara reanudará mejor, y más pronto, sus funciones de ama de casa y asumirá las de lactante.

En la segunda semana conviene que la puérpara comience a dar breves paseos al aire libre y al sol pero deberá evitar siempre los bruscos cambios de temperatura.

La alimentación

En los primeros días se le dará, sobre todo, líquidos (té, sopas, zumos de naranja, etc.) que son necesarios para compensar la cantidad de líquidos perdidos durante el parto (figs. 3 y 4). En los días sucesivos, la puérpera podrá alimentarse normalmente. Si amamanta al recién nacido, el gasto de calorías será mayor; por tanto, su alimentación deberá ser más rica.

Los principios de higiene más modernos aconsejan no beber grandes cantidades de leche (dos o tres litros diarios) como antaño; con dos vasos cada día tendrá suficiente.

El alcohol y el tabaco

Tales sustancias pueden transmitirse con la leche al pequeño, lo que no es, precisamente, muy beneficioso para él. Lo mejor es no beber ni fumar (fig. 5).

Higiene general

La higiene general ha de cuidarse particularmente; la puérpera está propensa a frecuentes sudores, que llegan a dañar su piel; por lo tanto, necesita lavarse y ducharse frecuentemente y aplicarse un tónico sobre las partes de su cuerpo irritadas.

EL PUERPERIO

BREVES NORMAS DE HIGIENE DURANTE EL PUERPERIO

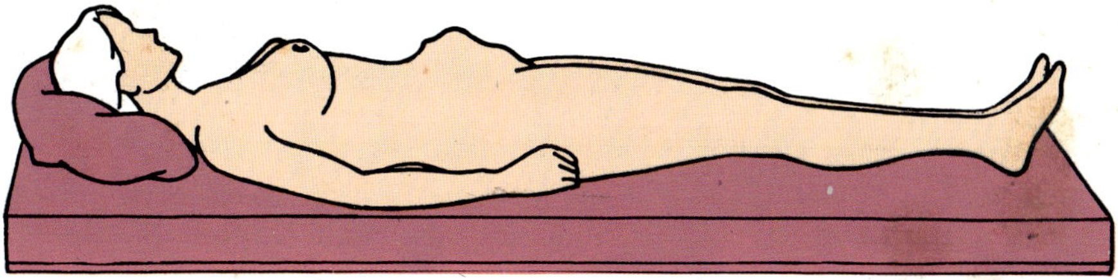

Fig. 1.– Aspecto que ofrece el abdomen de una mujer después de haber dado a luz.

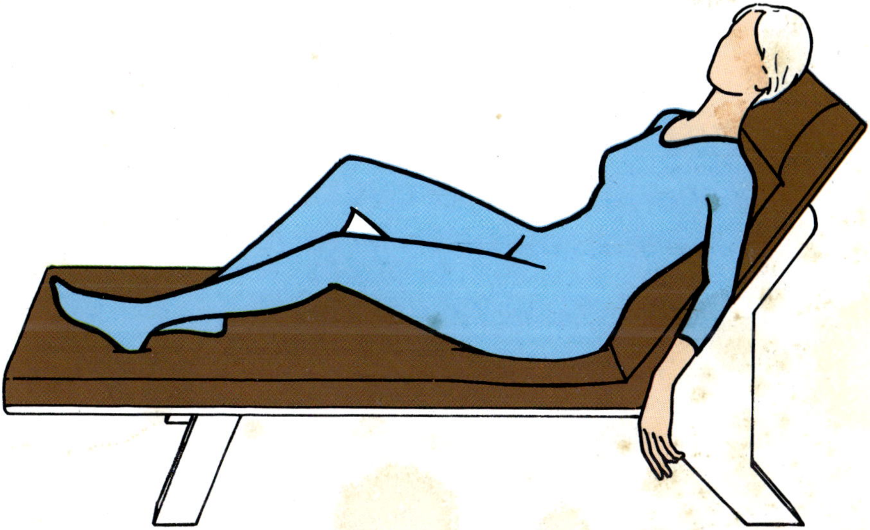

Fig. 2.– Posición ideal para el relax.

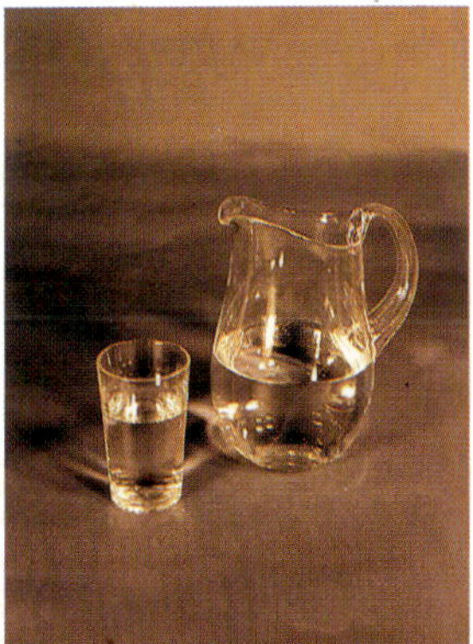

Fig. 3.– El agua es una de las mejores bebidas y la más sana.

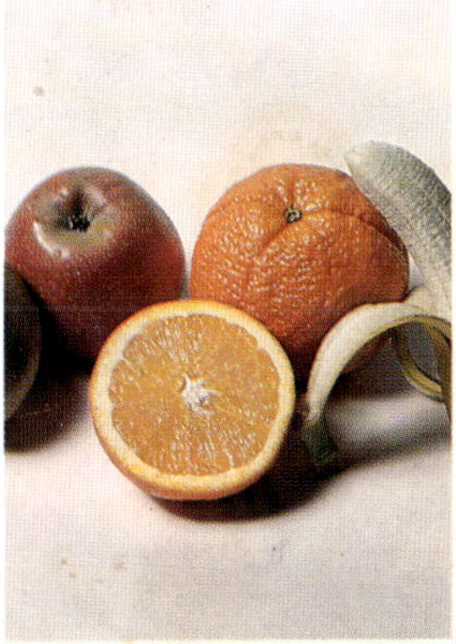

Fig. 4.– La fruta y los zumos de frutas tendrán un lugar destacado en la dieta.

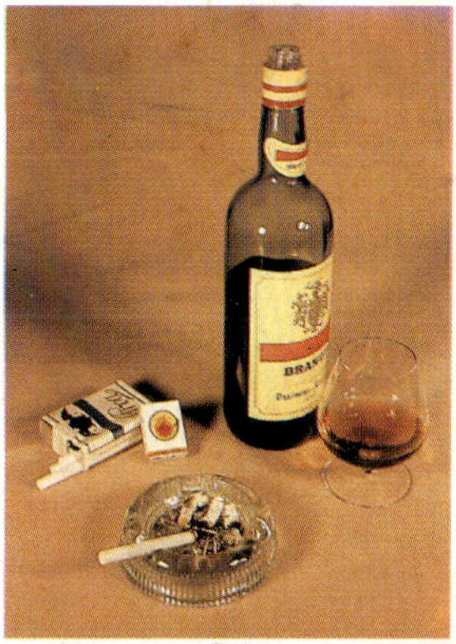

Fig. 5.– Nada de tabaco ni alcohol.

Antes se aconsejaba a la madre, mientras perdía sangre, que no se bañase haciendo su higiene a base de lavados locales. Hoy en día se sabe de parturientas que, a las 24 o 48 horas de haber parido, han tomado ya una ducha.

Higiene vaginal

Recomendamos también una escrupulosa higiene vaginal, con frecuentes lavados a base de agua hervida y jabón líquido.

El descanso

Después del esfuerzo del parto es absolutamente imprescindible el descanso en este período, si bien la puérpera debe levantarse de la cama de vez en cuando, pues nunca es buena la inmovilidad completa.

Una norma aconsejable es la de permanecer el mayor número de horas posible en cama, siempre y cuando le sea posible realizar su trabajo o sus deberes en la casa, simultaneando actividad con reposo.

Como las noches no serán todo lo tranquilas que la madre desea y necesita, una vez atendidos el aseo y la alimentación del pequeño, aquélla precisa descansar de 30 a 45 minutos dos veces al día, aprovechando para ello las horas en que el bebé duerma.

La madre puede aprovechar para descansar los momentos en que da el pecho o el biberón al pequeño, durante los cuales puede sentarse cómodamente, elevando un poco los pies

Hay gran número de madres que amamantan a sus hijos acostadas en la cama. Este hábito las procura un descanso óptimo. Pero recuérdese que esta postura puede atraer el sueño y debe evitarse si se tiene propensión a caer en amodorramiento.

La lucha contra la depresión

Ese sentimiento de angustia o de ansiedad que muchas veces afecta a la madre, si ha parido en una clínica, cuando llega a su casa y quiere iniciar su vida de nuevo, puede acarrear serios trastornos nerviosos (melancolía, irritabilidad).

Si ha necesitado más de nueve meses para hacerse a la idea de que espera un hijo, la nueva vida ha de amoldarse a una serie de factores (negativos unos y positivos otros) y adaptarse a un ritmo completamente distinto.

Ha de evitarse que estos amagos de tristeza lleguen a deprimir, ya que repercutirían en el recién nacido, y aun en los otros hijos, si los hubiere. La vida del hogar gira ahora alrededor del pequeño, cuyos llantos, exigencias y cuidados traen a todos de cabeza.

Si hay más hijos hay que ayudarles o comprender que continuarán teniendo el mismo cariño y afecto de sus padres que antes de la llegada del bebé.

Las distracciones

Siempre es necesario, en nuestra vida, dejar un tiempo libre para la distracción y el esparcimiento.

Ya hemos visto cuán necesario era esto en los meses de espera. Ahora también es preciso hacer un hueco en el trabajo y el reposo para ir a algún sitio: al cine, al teatro, a un concierto, a reuniones o a cualquier lugar donde pueda realizar una actividad deportiva.

Si puede dejarse al niño en buenas manos, alejarse de él unas horas no resultará imposible, y ello permitirá descansar y recuperar ánimos para la tarea del día siguiente.

La menstruación

Si no hay lactancia la menstruación suele sobrevenir dentro de los dos meses postparto. En el caso de que la madre críe al recién nacido se alarga un poco la aparición de la menstruación, en aproximadamente tres o cuatro meses. No obstante, y aunque siga interrumpida la menstruación, la mujer puede quedar embarazada de nuevo.

Las relaciones sexuales después de dar a luz

Es conveniente abstenerse de relaciones sexuales durante el período conocido como «cuarentena». o sea durante unos 40 días, como mínimo, después del parto. Hay higienistas que aconsejan prolongar este período a más de seis semanas.

Consultar con el médico

Una última recomendación: durante el tiempo del puerperio hay que confiarse al médico, y en el caso de que se produzca cualquier anomalía durante este período (temperatura alta, hemorragias, diarreas, dificultad en la micción, etc.) no hay que confiar en los remedios que aconsejan la familia o los amigos; recúrrase exclusivamente al médico especialista.

EL PUERPERIO

BREVES NORMAS DE HIGIENE DURANTE EL PUERPERIO

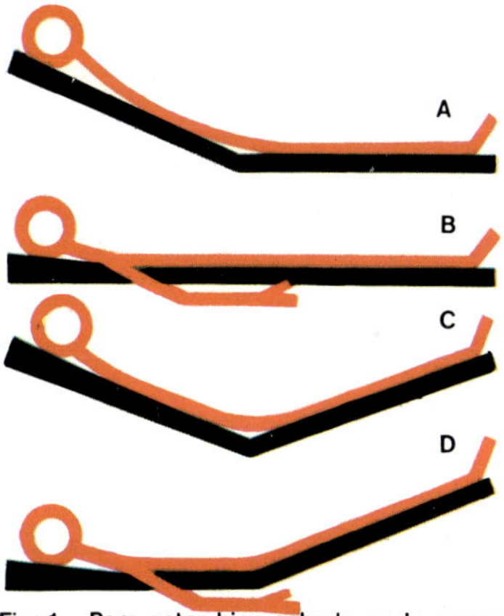

Fig. 1.– Para estar bien echada en la cama: A, posición incorrecta; B, posición correcta, C, posición incorrecta; D, posición correcta.

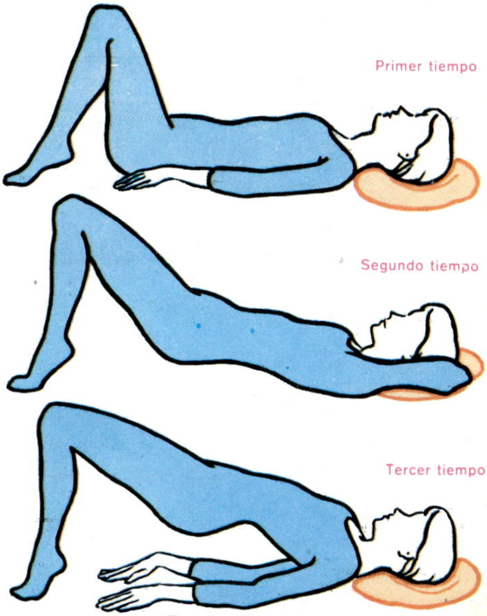

Fig. 2.– Ejercicio primero.

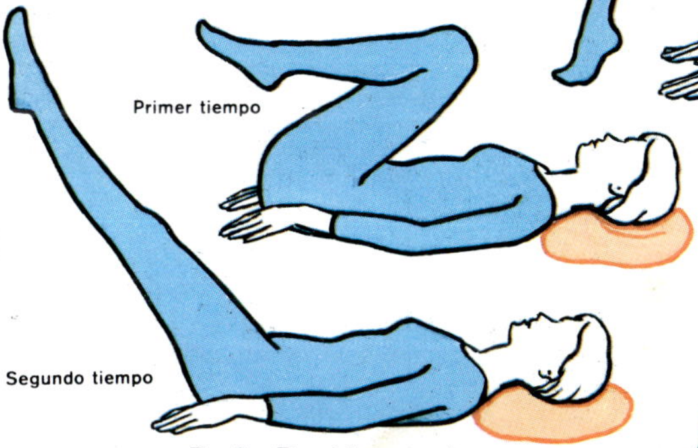

Fig. 3.– Ejercicio segundo.

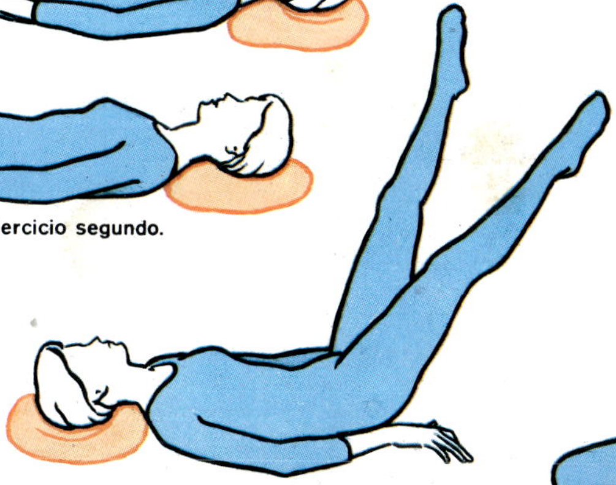

Fig. 4.– Ejercicio tercero.

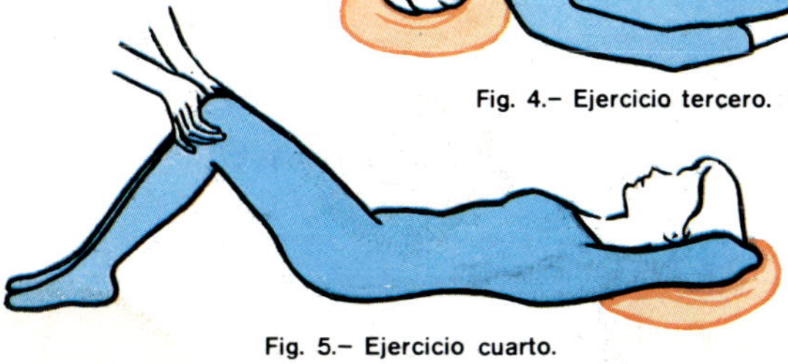

Fig. 5.– Ejercicio cuarto.

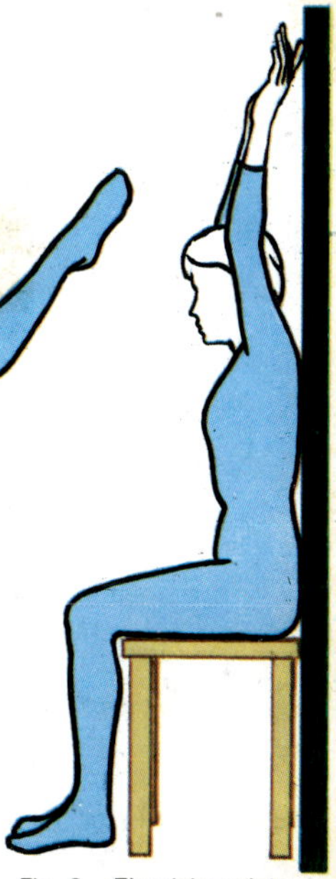

Fig. 6.– Ejercicio quinto.

EJERCICIOS DE RECUPERACION DESPUES DEL PARTO

Se trata de unos simples ejercicios de respiración y de contracción muscular, que pueden efectuarse en la cama a partir de los dos días siguientes al parto.

Posición

Las posiciones (lám. D/2, fig. 1, A y C) muestran las maneras incorrectas de estar acostadas en la cama. Las B y D ponen de manifiesto las posiciones consideradas como correctas, tanto para hacer los ejercicios de respiración y contracción muscular, de los que seguidamente hablaremos, como para un descanso completo en cama que facilita una buena circulación sanguínea.

Ejercicios

Ejercicio a). — Espirar tanto aire como sea posible, encogiendo al mismo tiempo el abdomen. Descansar.

Ejercicio b). — Contraer los músculos internos del fondo de la pelvis, como si tratáramos de paralizar la acción del intestino. Descansar.

Se hará cada ejercicio una o dos veces al día; luego se aumentará progresivamente el número de ellos.

Dos semanas más tarde (éste es el tiempo prudencial, según la opinión médica) se podrá hacer ya gimnasia propiamente dicha.

Recuérdese que esta gimnasia especial ayudará en gran manera a tonificar los músculos del vientre y a disolver, poco a poco, la grasa que se ha depositado en ciertas regiones del cuerpo durante el período de la gestación.

La constancia y el tiempo obrarán el milagro de devolver a la nueva madre su silueta de antaño.

Después del parto, los músculos más directamente afectados por la gestación tienden a recobrar la elasticidad, las dimensiones y el estado de antes del embarazo.

Este retorno a la normalidad se produce, en parte, espontáneamente, y, en parte, necesita algunos cuidados y alguna ayuda, que debe venir de la interesada, sobre todo si no se trata de su primer embarazo y si existen factores (por ejemplo, la edad) que no favorecen la recuperación espontánea de las primitivas condiciones musculares.

Se trata, pues, de ejercicios musculares. Estos sirven para reeducar y reforzar los músculos del abdomen, es decir, la parte del cuerpo que ha sido más afectada durante todo el tiempo del embarazo por la presión que la expansión del útero ha ejercido sobre la pared abdominal. Y son los siguientes:

Un proceso de relajación y adelgazamiento;

Una acción de sostén y protección;

Una modificación de la estructura de las fibras musculares, que se han alargado hasta perder su natural elasticidad.

Ejercicio 1.º — Posición inicial: acostada boca arriba; brazos relajados a lo largo del cuerpo.

Primer tiempo: las piernas se flexionan lentamente, pero con fuerza (lám. D/2, fig. 2), hasta que estén completamente dobladas por las rodillas.

Segundo tiempo: los brazos se colocan entonces bajo la cabeza y, apoyando vigorosamente las puntas de los pies, se levanta la pelvis por encima del plano del lecho.

Tercer tiempo: después de una breve detención en esta postura se colocan de nuevo los brazos sobre la superficie del lecho, y, apoyándose en ellos, se eleva todo el tronco. En un momento dado, el cuerpo estará apoyado solamente, de una parte, en los pies, y, de otra, en los hombros y la nuca. Este ejercicio se debe repetir cinco veces y hacerlo dos veces al día.

Ejercicio 2.º — Posición inicial: como la del ejercicio precedente.

Primer tiempo: los muslos se flexionan sobre el abdomen y las piernas sobre los muslos (lám. D/2, fig. 3).

Segundo tiempo: se extienden lentamente las piernas hacia arriba. Se repite el ejercicio cinco veces al día.

Ejercicio 3.º — Comienza como el anterior. Al llegar a la última fase, breve descanso, para luego abrir lentamente las piernas (lám. D/2, fig. 4). Repítase lentamente en sentido contrario. Están en ejercicio todos los músculos afectados por el embarazo. Se debe realizar dos veces al día.

Ejercicio 4.º — Requiere la colaboración de otra persona. La interesada, tendida en la cama, con la cabeza descansando sobre las manos, los muslos semiflexionados y las rodillas unidas (lám. D/2, fig. 5), tratará de oponerse a que la ayudante, que se apoyará levemente en sus rodillas, las separe. Este ejercicio sirve para reejercitar y reforzar los músculos del periné.

Ejercicio 5.º — Posición: sentada, y apoyada contra la pared, en la que deben tocar la espalda y las nalgas (lámina D/2, fig. 6). Mantener la cabeza baja. Levantar los brazos. Contraer la musculatura del abdomen. Repetir cinco veces una sola vez al día.

Atlas de PUERICULTURA

POR ANA MARIA CALERA PROFESORA DE A. S.

Serie **D** Núm. **3**

EL PUERPERIO

EJERCICIOS DE RECUPERACION PARA DESPUES DEL PARTO

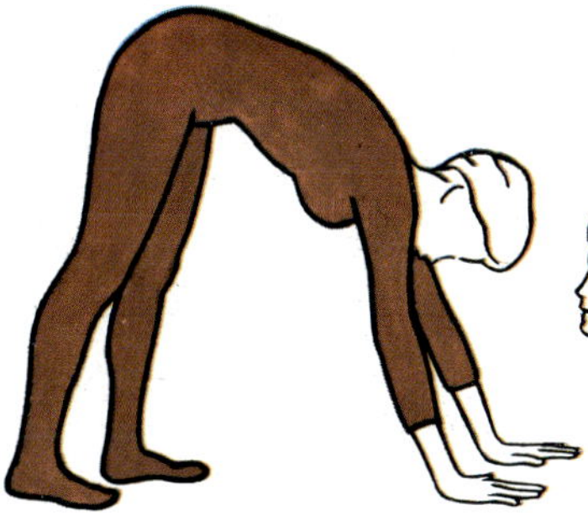

Fig. 1.– Ejercicio sexto.

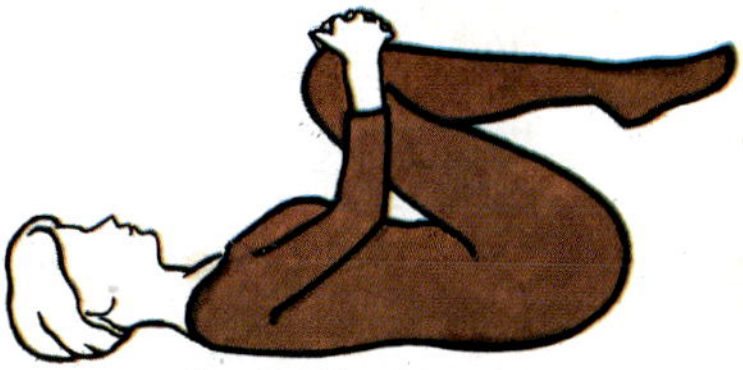

Fig. 2.– Ejercicio séptimo.

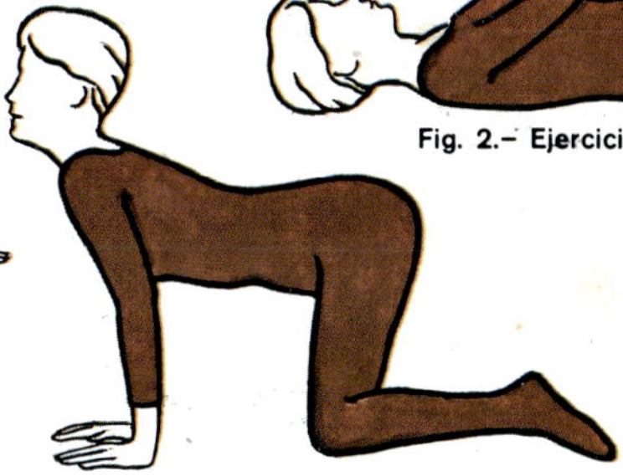

Fig. 3.– Ejercicio octavo.

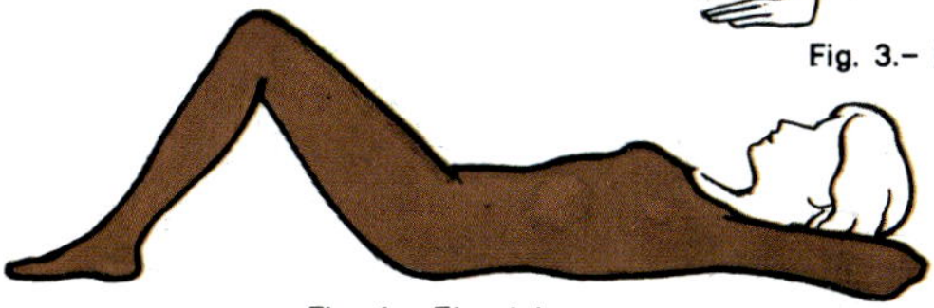

Fig. 4.– Ejercicio noveno.

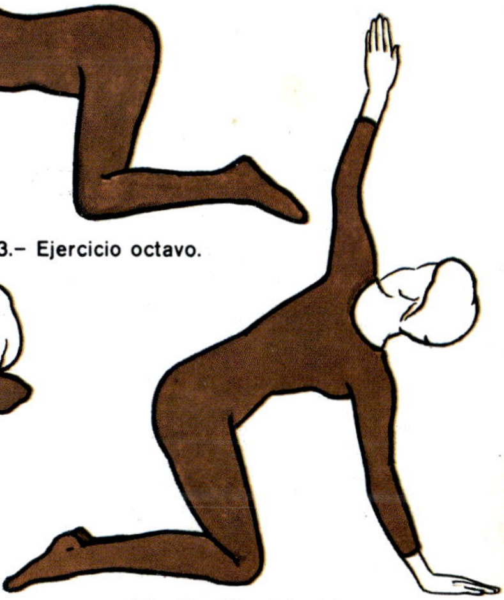

Fig. 5.– Ejercicio décimo.

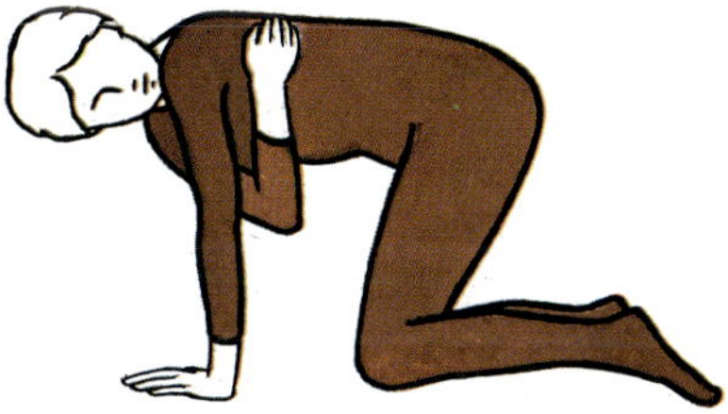

Fig. 6.– Ejercicio undécimo.

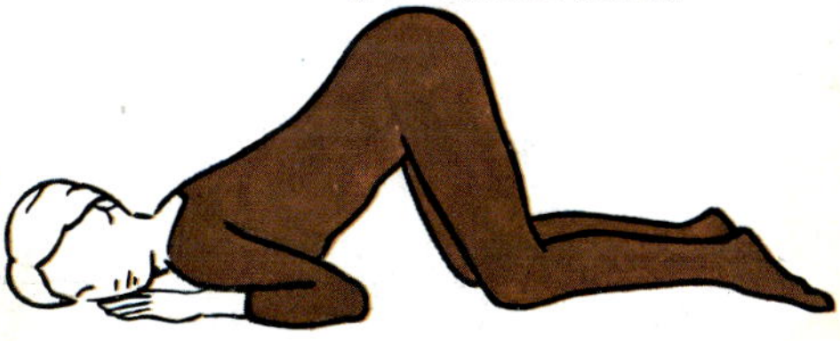

Fig. 7.– Ejercicio duodécimo.

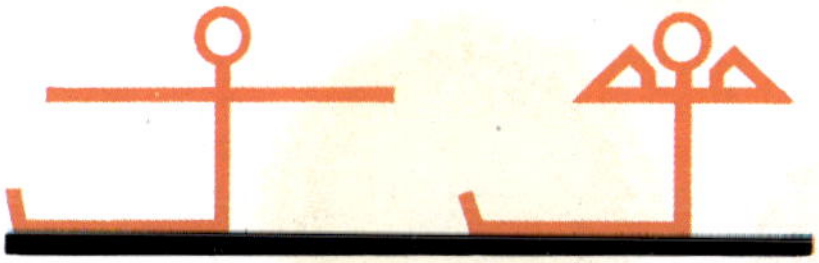

Fig. 8.– Ejercicio decimotercio.

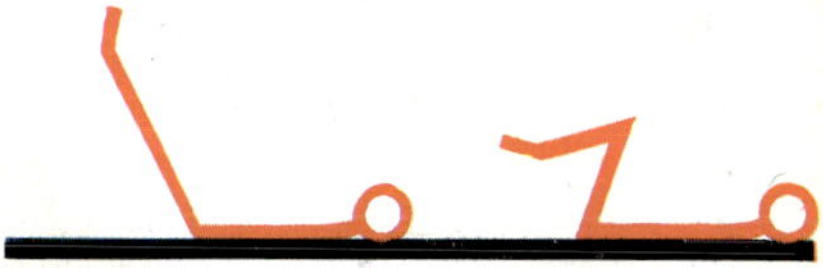

Fig. 9.– Ejercicio decimocuarto.

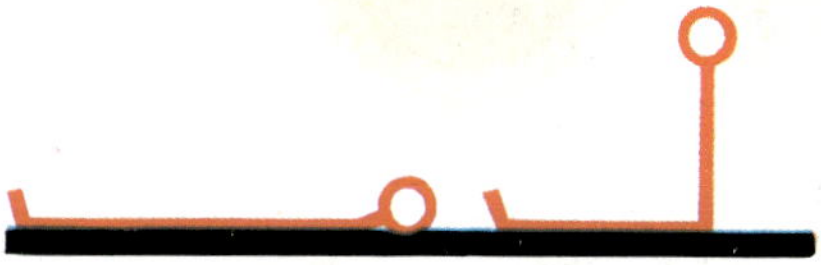

Fig. 10.– Ejercicio decimoquinto.

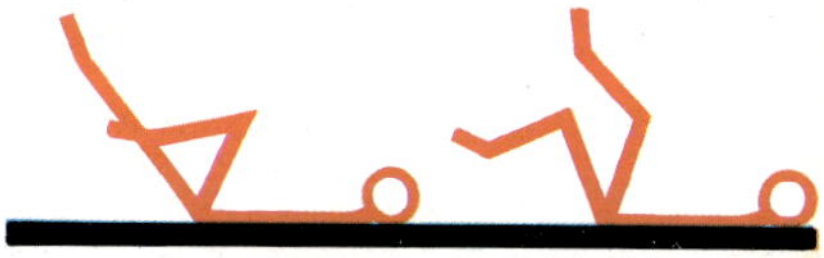

Fig. 11.– Ejercicio decimosexto.

Ejercicio 6.º — Llamado de «paso de camello» (lám. D/3, fig. 1). Desde la posición erecta, plegar la cintura hasta tocar el suelo con las manos. Mantener los pies separados 30 ó 40 centímetros. Caminar con las rodillas y los codos rígidos. Debe hacerse cinco veces al día.

Ejercicio 7.º — Posición: echada en el suelo sobre la espalda (lám. D/3, figura 2). Con las rodillas flexionadas de manera que toquen el abdomen, y apretando con las manos las rodillas, llevar éstas hacia el pecho, y mantenerlas inmóviles. Bajar las rodillas lentamente hasta tocar el suelo.

Ejercicio 8.º — Con las manos y las rodillas sobre el suelo, levantar la cabeza, aflojando a la vez los músculos de las caderas (lám. D/3, fig. 3). Se repite tres veces, con pequeños intervalos de descanso, y se hace en series de cuatro ejercicios tres veces al día.

Ejercicio 9.º — Echada en el suelo, con las rodillas flexionadas (lám. D/3, figura 4).

Primer tiempo: inspirar lentamente, levantando el pecho y el abdomen. Segundo tiempo: exhalar el aire, contrayendo el abdomen. Tercer tiempo: descanso. Repetir diez veces.

Ejercicio 10.º — Con las manos y las rodillas sobre el suelo, elevar el brazo izquierdo y girar el torso y la cabeza para mirarse las manos (lám. D/3, figura 5). Repetir cinco veces, mirando a cada mano, siete veces al día.

Ejercicio 11.º — Con las manos y las rodillas sobre el suelo (lám. D/3, fig. 6), pasar por delante del busto el brazo derecho hasta que toque la espalda por el lado opuesto, volviendo la cabeza también hacia el mismo lado. Descansar, y repetir el ejercicio cinco veces con cada brazo, alternativamente.

Ejercicio 12.º — De rodillas (lám. D/3, figura 7). Doblar la cintura hasta que el pecho y la cara toquen el suelo y separar las rodillas de 30 a 40 centímetros, a fin de que entre aire en la vagina. Permanecer en esta posición cinco minutos.

Ejercicio 13.º — Sentada en el suelo, con los brazos extendidos (lám. D/3, figura 8). Flexionar y extender los brazos, haciendo inspiraciones y espiraciones.

Ejercicio 14.º — Echada sobre el suelo, los brazos paralelos al cuerpo (lámina D/3, fig. 9). Primer tiempo: elevación de las piernas. Segundo tiempo: flexión de las piernas. Tercer tiempo: vuelta a la posición inicial.

Ejercicio 15.º — Echada sobre el suelo, con los brazos paralelos al cuerpo, elevar éste hasta quedarse completamente sentada (lám. D/3, fig. 10).

Ejercicio 16.º — Posición: echada en el suelo boca arriba, con los brazos paralelos al cuerpo (lám. D/3, fig. 11). Primer tiempo: elevar las piernas. Segundo tiempo: moverlas como si montase en bicicleta.

Ejercicio 17.º — Posición: echada en el suelo boca arriba (fig. 1). Será precisa la ayuda de otra persona. Primer tiempo: elevar ambas piernas a la vez, agarradas por la persona que ayude, a 10 centímetros del suelo. Segundo tiempo: dejarlas caer suavemente. Repetir.

Ejercicio 18.º — Posición: echada en el suelo boca arriba (fig. 2). Será precisa la ayuda de otra persona. Este ejercicio consiste en elevar la parte alta del tronco, aflojar, dejar caer los brazos lateralmente y repetir.

Ejercicio 19.º — Posición: echada en el suelo boca arriba (fig. 3). Flexionar una pierna y después la otra, hasta tocar con la rodilla en el pecho, con los brazos extendidos a lo largo del cuerpo.

Ejercicio 20.º — De pie, en posición de firmes. Tocar la punta de los pies con ambas manos sin doblar las rodillas (fig. 4).

Ejercicio 21.º — Posición: de pie, con las manos en las caderas y los codos hacia atrás. Procurar acercar lo más posible éstos mediante pequeños tirones (fig. 5).

Ejercicio 22.º — Posición: echada boca abajo en el suelo, con las manos entrecruzadas en la espalda. Elevar la parte superior del tronco, dejarse caer y repetir (fig. 6).

Ejercicios para los pies y los tobillos.

Ejercicio 23.º — Posición: sentada en el suelo o acostada en la cama. Elevar un poco los pies y hacerlos girar sobre los tobillos (fig. 7).

Ejercicio 24.º — Posición: sentada en el suelo o acostada en la cama. Flexionar ambos pies, acercándolos a la parte anterior de la pierna, y luego extenderlos hasta alcanzar el límite máximo del movimiento, o sea, bajando y subiendo alternativamente las plantas (figura 8).

Ejercicio 25.º — Posición: sentada en el suelo o acostada en la cama, con las piernas ligeramente abiertas. Hacer girar lentamente los pies hacia adentro y hacia afuera, o sea, acercar y alejar alternativamente las puntas (figura 9).

Ejercicio 26.º — Posición: de pie. Flexionar las piernas sobre los tobillos, teniendo las dos manos apoyadas en una mesa (fig. 10).

Atlas de PUERICULTURA

POR ANA MARIA CALERA PROFESORA DE A. S.

Serie **D** Núm. **4**

EL PUERPERIO

EJERCICIOS DE RECUPERACION PARA DESPUES DEL PARTO

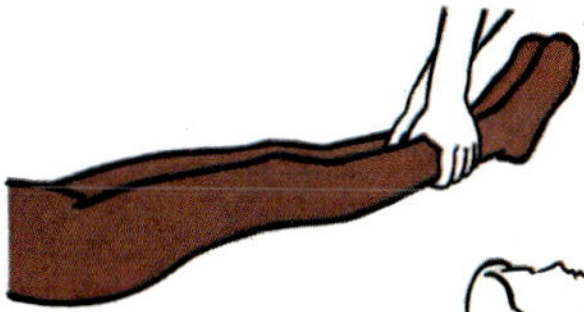

Fig. 1.– Ejercicio decimoséptimo.

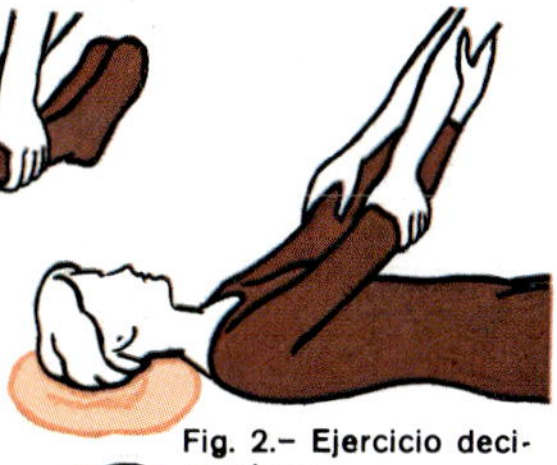

Fig. 2.– Ejercicio decimoctavo.

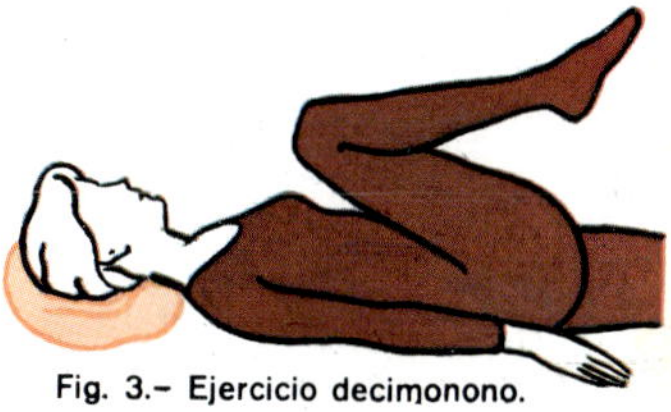

Fig. 3.– Ejercicio decimonono.

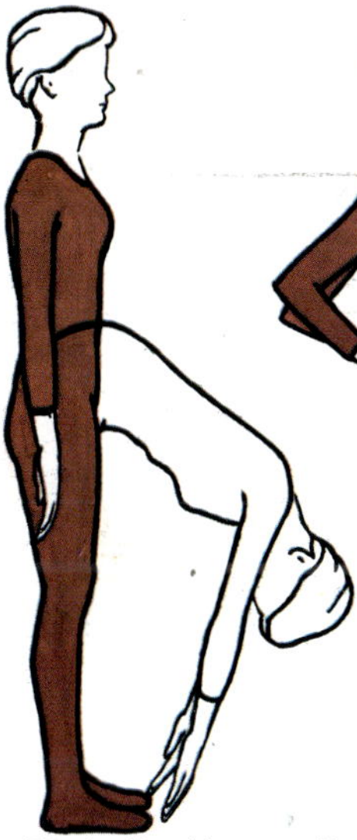

Fig. 4.– Ejercicio vigésimo.

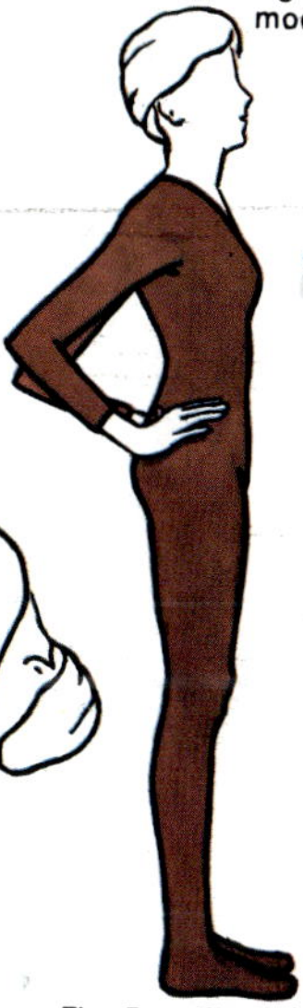

Fig. 5.– Ejercicio vigésimo primero.

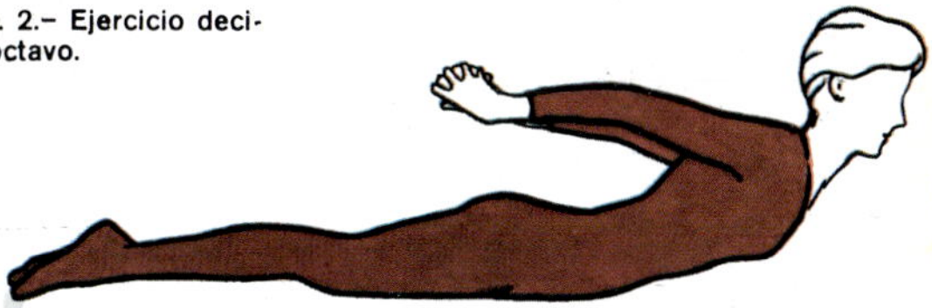

Fig. 6.– Ejercicio vigésimo segundo

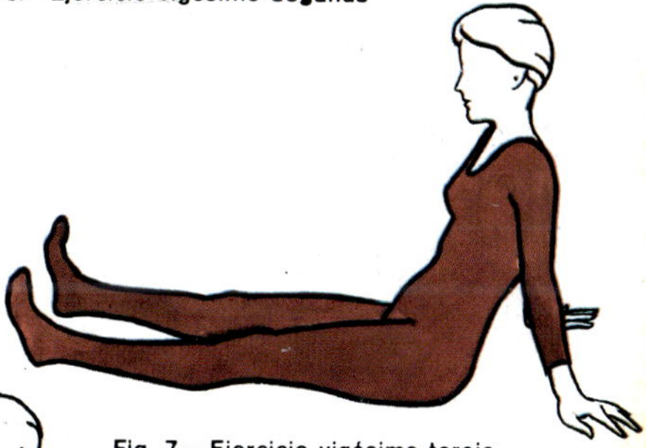

Fig. 7.– Ejercicio vigésimo tercio.

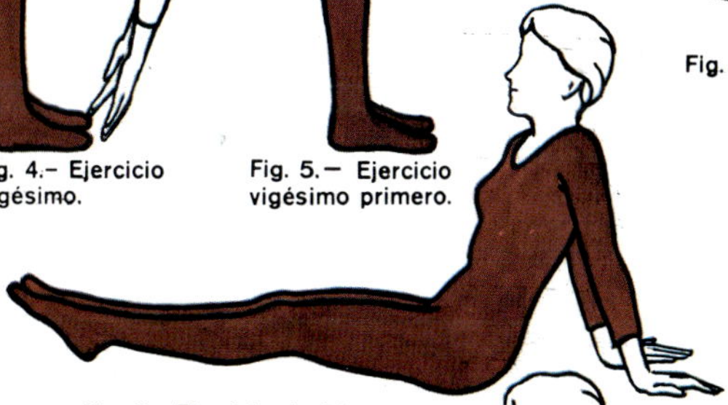

Fig. 8.– Ejercicio vigésimo cuarto.

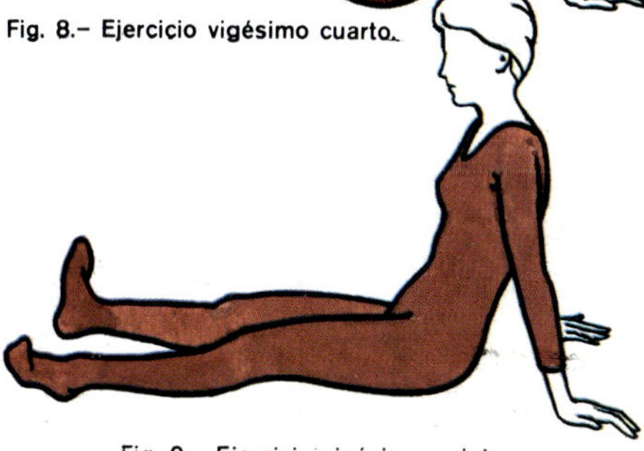

Fig. 9.– Ejercicio vigésimo quinto.

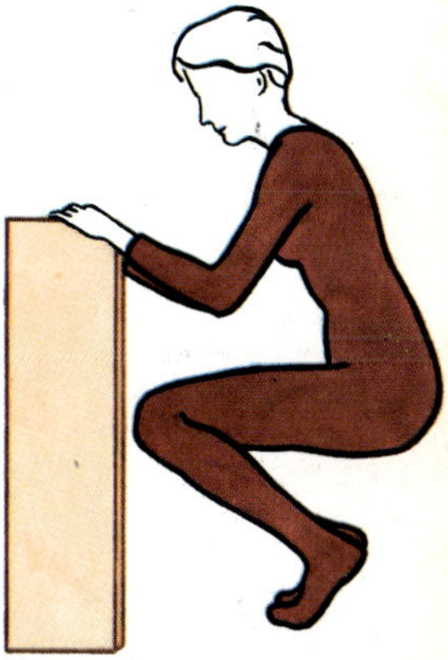

Fig. 10.– Ejercicio vigésimo sexto.

EL RECIEN NACIDO

EL RECIEN NACIDO NORMAL

El niño al nacer

En el nacimiento, o parto, como queramos llamarlo, existen siempre dos personas estrechamente ligadas: la madre y el niño.

Hoy nadie pone en duda la influencia que ejerce el período infantil en el ulterior desarrollo de la vida humana, y ello ha despertado un mayor interés hacia el acto del nacimiento en sí mismo.

Pero hay muchas más cosas que se nos pasan desapercibidas. Hay que pensar también en el niño. ¿Cuáles son sus reacciones? No hay que olvidar que es un organismo viviente capaz de reaccionar fuertemente. Tiene uso de sensaciones. ¿Qué siente en todo este proceso?

Antes del nacimiento, el feto está perfectamente adaptado (como ya hemos visto) a un pequeño mundo en el que encuentra satisfechas todas sus necesidades. Allí hay calor y seguridad y encuentra satisfacción a todo cuanto puede necesitar. Llegado el momento de salir al mundo, su hasta entonces apacible existencia se ve bruscamente trastornada con el violento acto del nacimiento.

En el transcurso de unos pocos momentos se producen en él tremendos cambios fisiológicos. Los pulmones, que nunca habían funcionado hasta entonces, tienen que empezar su labor, y el modo de oxigenación de la sangre cambia del sistema placentario al verdadero sistema respiratorio.

Así, en el mismo momento de iniciarse la respiración entra también en servicio el sistema circulatorio modificado. La parte izquierda del corazón lanza la sangre por vía diferenciada, y se cierra el orificio que existía entre las aurículas, teniendo que iniciar el cumplimiento de su nueva función. Ciertos vasos sanguíneos y algunas arterias que habían sido importantes en la vida prenatal dejan de funcionar ahora y a consecuencia de ello no tardan en atrofiarse.

Ciertamente, no es uno de los cambios menos revolucionarios el nuevo aparato puesto en funcionamiento para ingerir y digerir el alimento. La boca, la garganta, el estómago y los intestinos, en los que sólo entraba líquido amniótico, deberán ahora ingerir alimentos del mundo exterior.

Estos tres cambios principales se producen casi instantáneamente. Si no fuera así, los resultados serían fatales.

Su aspecto

Inmediatamente después del parto, el recién nacido, con su unto sebáceo, tiene un aspecto no muy agradable. El cordón umbilical es largo, grueso y gelatinoso.

La longitud media de un recién nacido es de 50 a 52 centímetros (lámina E/2, fig. 3), y los niños son un poco más altos que las niñas. El peso medio oscila entre 3.000 y 3.500 gramos; los pesos entre 2.500 y 4.500 pasan por normales (lám. E/2, fig. 2). Son considerados como prematuros los que pesan menos; los que pesan más son niños gigantes.

La cabeza del recién nacido es relativamente grande: su altura viene a ser un cuarto de la del cuerpo (en el adulto, un octavo) (fig. 2).

La piel del recién nacido, después de haberle quitado la capa sebácea, es rosada, suave y delicada. Los pies y las manos parecen de color rojo azulado. A veces la piel está muy ablandada. La espalda está cubierta de vello fino, lanoso. La musculatura está poco desarrollada. Los movimientos aún no son coordinados.

Los huesos del cráneo todavía no están soldados entre sí. A veces están encaballados y forman escalones palpables, o están abiertos y forman canales. En la línea media dejan una abertura romboidal: la gran fontanela. El pelo es frecuentemente oscuro, a veces bastante largo y denso. A menudo es muy pronto visible una gran semejanza con los padres.

Es frecuente que los ojos estén hinchados y cerrados; al principio evitan la luz, y, por ello difícilmente se distingue su color. La mayoría de las veces son de color gris. La nariz es pequeña, chata y cubierta por puntitos amarillos (glándulas sebáceas); la boca es pequeña.

El cuello es corto, regordete. El pecho es abombado; a menudo, casi no se notan los movimientos respiratorios. El vientre es un poco hundido, blando. En el ombligo se encuentra el resto blando, gelatinoso, del cordón umbilical. Los brazos y las piernas son cortos. Suelen estar doblados y adosados al cuerpo, posición que tenían en el seno materno.

Los cambios en el recién nacido

En la cabeza, la tumefacción remite ya a las pocas horas. Solamente, y cuando tiene por causa una hemorragia, el llamado hematoma puede tardar en desaparecer varias semanas. La cabecita, deformada por el parto, adquiere pronto su forma normal.

EL RECIEN NACIDO

EL RECIEN NACIDO NORMAL

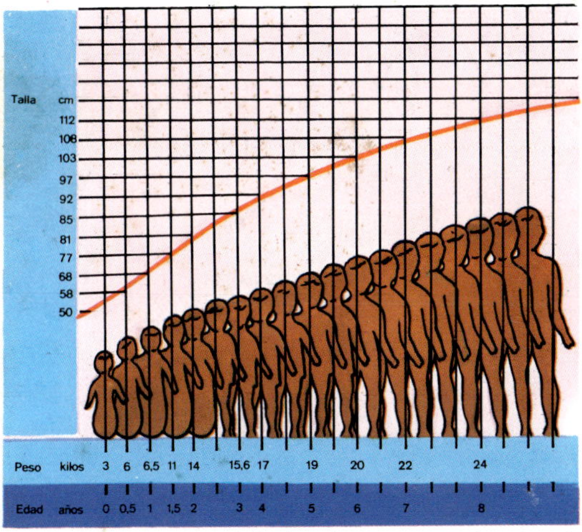

Fig. 1.– Cuadro de peso y talla. Las dos curvas corresponden al desarrollo normal del niño.

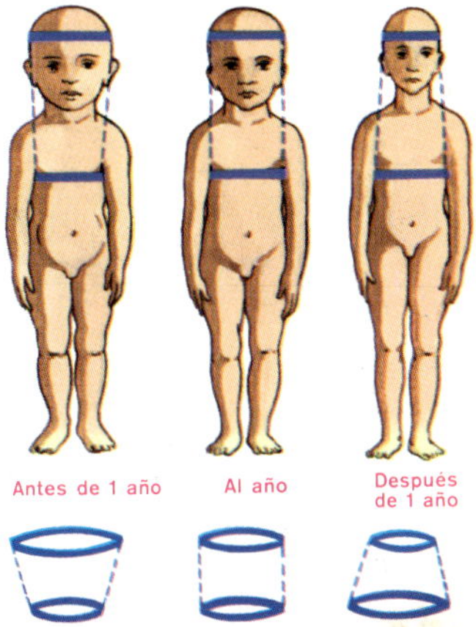

Fig. 2.– Estas figuras muestran las proporciones que tiene la cabeza con relación a la figura y al pecho.

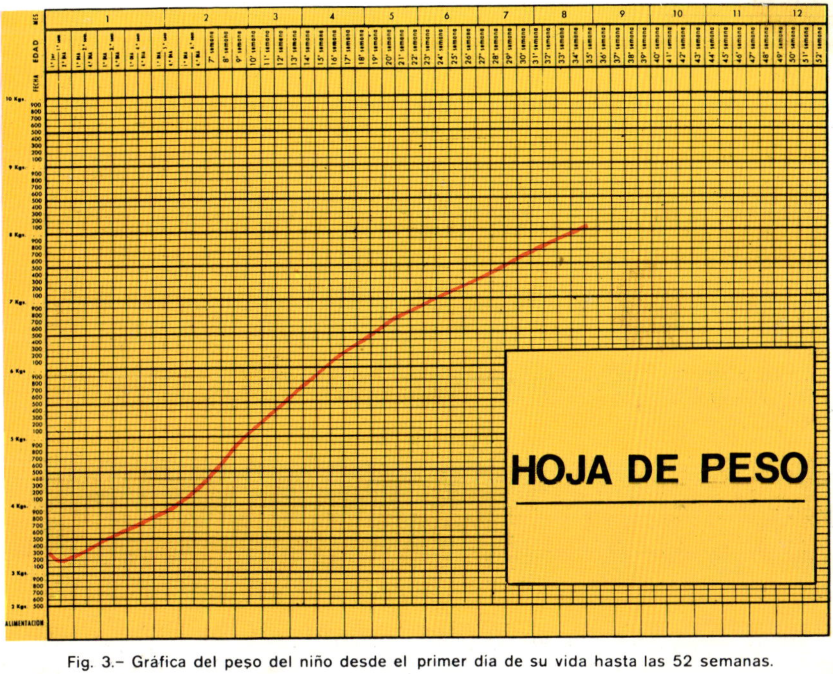

Fig. 3.– Gráfica del peso del niño desde el primer día de su vida hasta las 52 semanas.

Después del nacimiento se pueden comprobar una serie de cambios en la piel. En la mayoría de los casos son de poca duración e inofensivos. En todo el cuerpo se manifiestan manchas rojas, nódulos y ampollas. Al secarse, se forman escaras.

El peso. — Todos los recién nacidos pierden peso durante los primeros días. Generalmente, esta pérdida es de un 10 por ciento (lám. E/1, figura 3), y es un fenómeno muy normal, provocado por una alimentación insignificante y por la evacuación del meconio y de la orina. A los ocho días se recupera el peso.

La orina. — La primera micción se produce durante las primeras 24 horas después de nacer. Luego el niño orina más frecuentemente a medida que va tomando líquidos.

Muy a menudo la orina de los primeros días deja en los pañales un tinte de color rojo.

Las deposiciones. — La primera deposición se produce durante el parto; la siguiente, al cabo de uno o dos días. Las heces de los primeros días se llaman meconio y su color es negro. Al cabo de unos tres días las heces son de color amarillo claro.

El cordón umbilical. — Poco después del parto el muñón del cordón umbilical se seca, toma un color negro pardusco, se pone duro, como cartilaginoso. De cinco a ocho días después cae; a menudo, necesita más tiempo, especialmente si se ha dejado corto. Se cierra a los pocos días. La herida umbilical debe estar cerrada entre los diez y los quince días que siguen al nacimiento.

La temperatura. — La temperatura del recién nacido no es regular; en ella influye la exterior. En un enfriamiento, causado, por ejemplo, por haber permanecido demasiado tiempo acostado sin cubrir o por un baño demasiado prolongado o frío, se produce una hipotermia; un exceso de calor (bolsas caloríferas o esterillas eléctricas) produce fiebre.

Los ojos. — Todas las oftalmías que aparecen durante los primeros días tienen que ser examinadas por el médico. Hay enfermedades de los ojos que, descuidadas, provocan la ceguera.

La hinchazón de las glándulas mamarias. — En varones y hembras se hinchan, a los tres o cuatro días de haber nacido, a veces más tarde, los pechos, en ocasiones considerablemente. Al apretarlos, segregan un líquido lácteo. Estas hinchazones son inofensivas. Nunca debemos comprimirlas: aumentarían, con peligro de infección e inflamación purulenta.

Hemorragias vaginales. — A menudo, en las niñas, entre el tercero y el séptimo día, se desprende de la vagina sangre, de color negro rojizo, con abundantes mucosidades. A los dos o tres días de comenzada, la hemorragia desaparece.

La ictericia. — En muchos recién nacidos se manifiesta dos o tres días después del parto; la piel y las mucosas adquieren un tinte amarillo más o menos pronunciado. Ante todo hay que asegurarse de que no sea debida a la enfermedad Rh. Si no es así, casi nunca tiene importancia: dura dos o tres semanas. Es inofensiva.

COMO CUIDAR AL RECIEN NACIDO

El cuidado del recién nacido no se diferencia esencialmente del que debe prodigarse más tarde al lactante, si se exceptúa el tratamiento de la herida umbilical.

Los primeros cuidados al recién nacido consisten en quitarle el unto sebáceo, el primer baño y el primer vendaje umbilical, así como instilarle en los ojos un colirio para protegerle de las infecciones (fig. 1). El primer vendaje de la herida umbilical con la pinza o *clamp* se deja intacto durante 12 o 18 horas. Posteriormente se debe curar el ombligo periódicamente con alcohol o mercurocromo, colocándole encima una gasa estéril y sobre ésta una venda elástica. La venda tiene que estar siempre seca. La humedad retarda el desecamiento del muñón umbilical. Cada vez que se cambie la ropa al recién nacido ha de sustituirse también la venda, si está húmeda o sucia, y enrollarse alrededor del vientre, sin apretar; de lo contrario, dificultaría la respiración, oprimiría el estómago y provocaría vómitos.

La cura del ombligo se hará levantando el muñón umbilical, de forma que no quede ninguna zona sin curar. Hasta su curación no es aconsejable bañarlos, aunque existen pediatras que no lo impideen. Consúltese sobre este punto.

Cuando el niño esté completamente limpio y vestido se le llevará junto a su madre, o bien se le colocará en su cunita, dejándole dormir en ella tranquilamente (figs. 4 y 5).

EL RECIEN NACIDO NORMAL

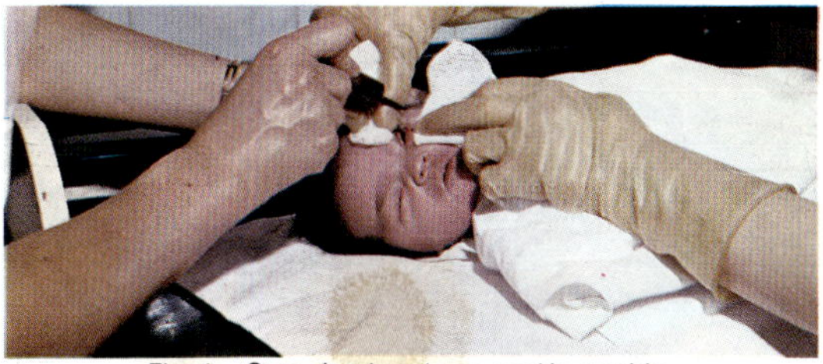

Fig. 1.– Cura de ojos de un recién nacido.

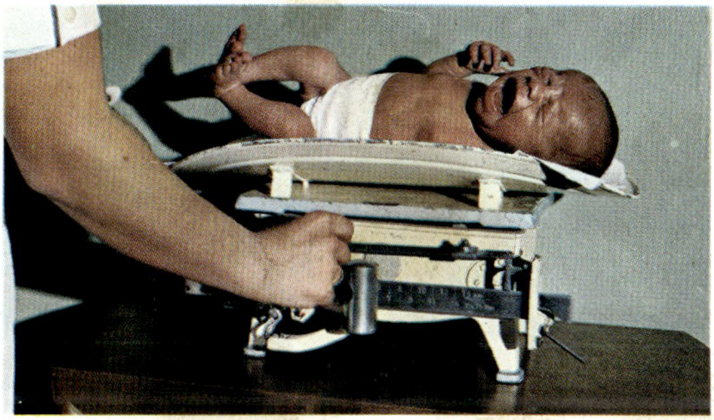

Fig. 2.– Peso del niño recién nacido.

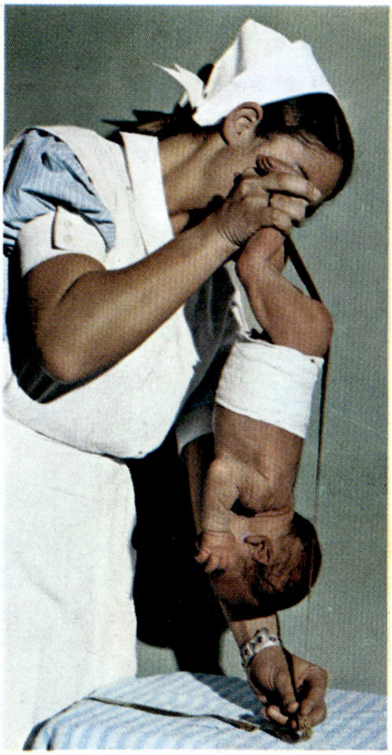

Fig. 3.– Medición de talla de un recién nacido.

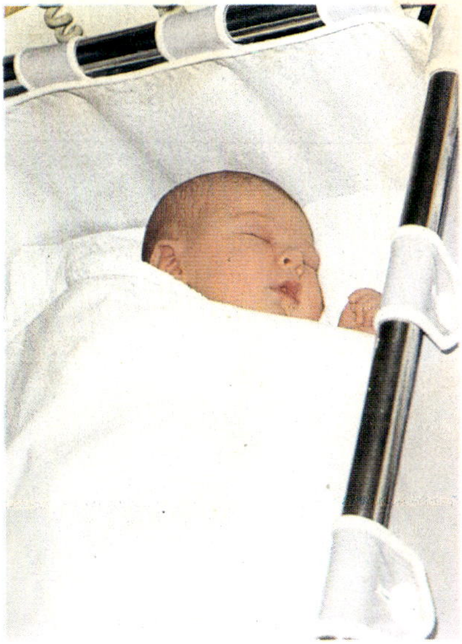

Fig. 4.– El bebé reposa tranquilo en su capazo o cunita.

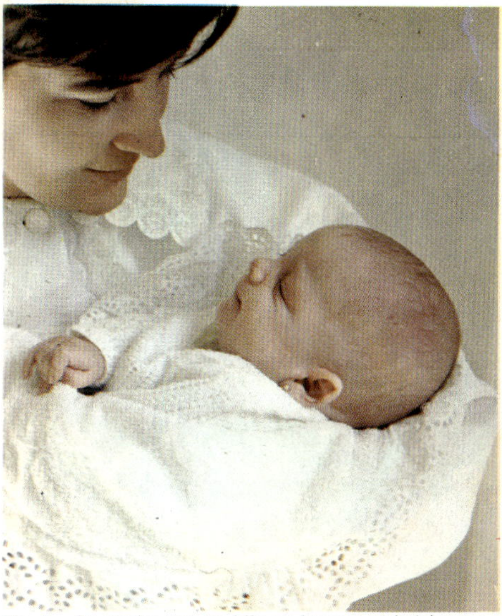

Fig. 5.– La madre con su hijo en brazos: el bebé parece sentir esa confianza que sólo la madre le inspira.

EL RECIEN NACIDO PREMATURO Y EL NACIDO POSTERMINO

Cuándo es prematuro

El niño que nace antes de los nueve meses requiere a veces de cuidados especiales.

El niño prematuro es casi siempre (pero no en todos los casos) inmaduro si nació a los seis o siete meses de embarazo.

La Organización Mundial de la Salud considera prematuros a los niños que nacen antes de las 37 semanas y cuyo peso es inferior a 2,500 kg.

Hoy se da más importancia a la madurez del niño que a su edad cronológica: un niño puede ser prematuro aunque nazca en el tiempo normal.

El desarrollo del niño se puede obstaculizar, en la vida prenatal, por diversas causas: enfermedades de la madre, defectos de posición del niño o del útero, defecto de la placenta, etc.

Datos de interés

La futura madre ha de tener en cuenta que su sueño, su alimentación, su trabajo, sus distracciones, sus relaciones sexuales pueden contribuir, si no sigue las normas adecuadas, a que su hijo sea prematuro.

De ello se desprende que la vigilancia será siempre necesaria y que sólo el médico especialista podrá recetar y aconsejar para que la gestación se efectúe normalmente y se eviten los riesgos de un parto prematuro.

También el factor herencia o predisposición especial de la mujer (por su configuración especial interna) son capaces de acelerar un parto.

Lo mejor es que la futura madre pregunte al médico si cree en la posibilidad de un parto prematuro; no siempre podrá el especialista pronunciarse categóricamente, pero por la observación del feto, su tamaño, su viabilidad (o potencia de los latidos fetales) le será posible establecer un plan y un régimen de vida para evitar, prevenir o preparar, la llegada de un niño prematuro.

Su fragilidad. — Son diversas las causas de que los niños prematuros sean tan frágiles: frecuencia de hemorragias, menor capacidad respiratoria y circulatoria, dificultades de alimentación, incapacidad de mantener una temperatura constante, facilidad para contraer enfermedades.

Sólo se salvan el 15 % de un peso de 1,200 kg.; el 60 % de 1,500 kg. y el 95 % de más de 2,500 kg. (fig. 1).

Según las estadísticas, el porcentaje de niños prematuros es un 8 o un 9 %. La ciencia se ocupa mucho de estos niños, y actualmente en ninguna clínica pediátrica falta una sala destinada a ellos.

Su asistencia comienza durante el parto. — El médico debe procurar que, durante el parto prematuro, el niño sufra lo menos posible. No debe administrarse medicamentos a la madre, para que éstos no pasen a la sangre del niño y, por la misma causa, también se evitará la anestesia prolongada y, de recurrirse a ella, debe administrarse al mismo tiempo oxígeno, para que la sangre del niño se beneficie de éste. La última fase del parto tiene que ser lo menos dolorosa posible. Es conveniente administrar al niño (una vez nacido) vitamina K para evitar las hemorragias.

Asistencia del prematuro recién nacido. — Estos niños precisan las mismas atenciones que cualquier recién nacido normal: limpieza de las vías respiratorias, iniciación a la respiración y cuidados del cordón umbilical y de los ojos. Necesitan además una incubadora.

Las incubadoras. — Cuando un niño nace prematuro, debido a los factores anteriormente mencionados, se le introduce en una incubadora, aparato corriente hoy día en cualquier centro hospitalario (figs. 2 y 3).

La incubadora es a modo de una cuna cerrada, fabricada en material plástico transparente, inocuo para el niño, que permite mantener, mediante un termostato, la temperatura y la humedad idóneas para el recién nacido prematuro, o sea las más parecidas a su vida intrauterina.

Están aisladas del medio ambiente y son estériles, provistas de unos orificios que permiten el manejo y atención del niño, (alimento, oxígeno, perfusiones...).

EL RECIEN NACIDO PREMATURO

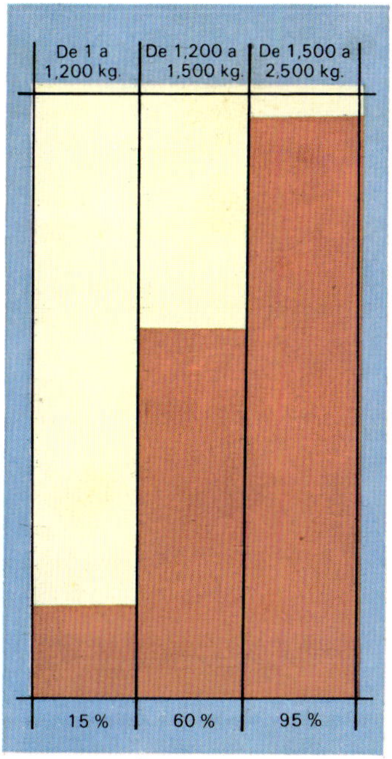

Fig. 1.- Proporcionalidad de supervivencia de los prematuros según sea su peso al nacer.

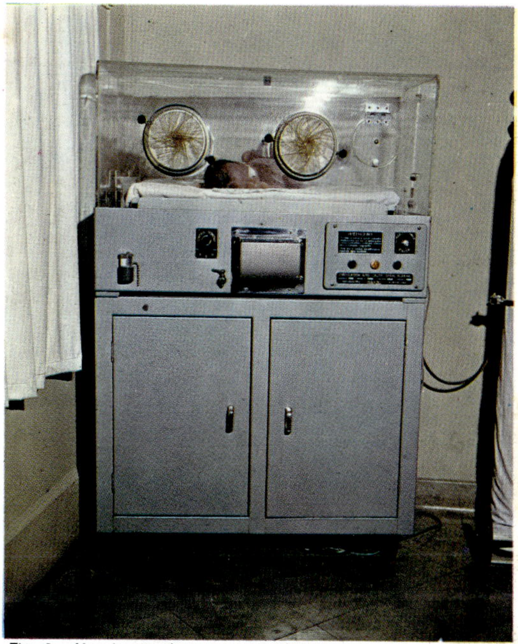

Fig. 2.- Una incubadora para prematuros con el tubo accesorio de oxígeno.

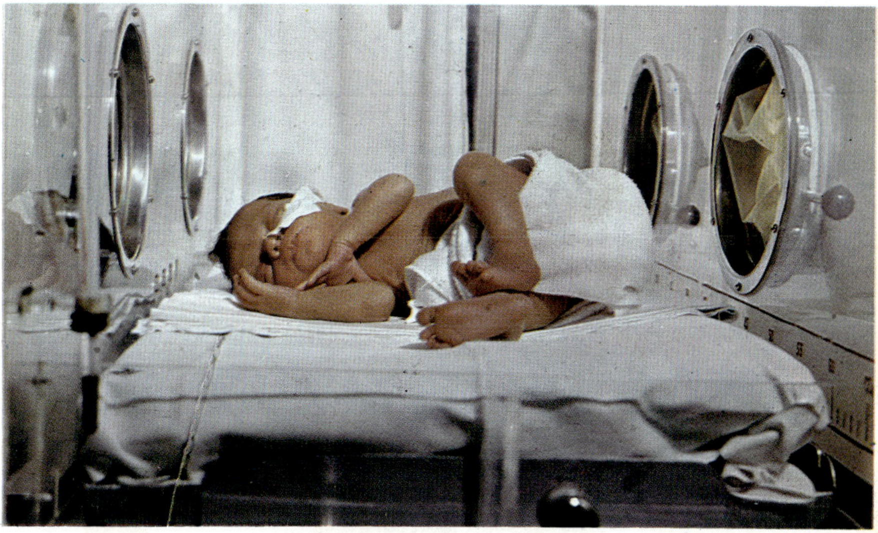

Fig. 3.- Prematuro dentro de la incubadora.

También es muy importante la humedad relativa ambiental que debe respirar el prematuro, y que ha de mantenerse entre el 60 y 70 %. Esta humedad es un factor que previene la sequedad en las mucosas de las vías respiratorias. A través de la incubadora se puede aumentar el suministro de oxígeno al recién nacido.

En las incubadoras la contaminación atmosférica se reduce, lo que unido a las medidas higiénicas que se adoptan en las salas de prematuros, (batas estériles, máscaras, limpieza previa de las manos) son factores que evitarán las infecciones.

Existen también las llamadas incubadoras de traslado muy útiles y prácticas para los centros de neonatología (fig. 1).

La alimentación del prematuro. — Existen diferentes técnicas para la alimentación de estos niños. Los prematuros que no son muy pequeños pueden alimentarse con biberón usando tetinas especiales. Los prematuros más pequeños deben ser alimentados con sondas, que se introducen por la nariz y llegan hasta el estómago, a través de las cuales se les suministra el alimento necesario. Otras veces la alimentación será intravenosa.

Los fermentos lácteos que se emplean en la alimentación de estos niños son distintos a los que se utilizan para alimentar a los recién nacidos normales.

La asistencia en casa. — Puede darse el caso, muy poco frecuente, de un parto prematuro que deba ser tratado después en casa. Diversas circunstancias pueden llevar a un caso de este tipo. ¿Cómo actuar?

Cuidará de él una sola persona que vestirá ropa esterilizada y se cubrirá boca y nariz con una máscara. El niño estará en su cuna a temperatura adecuada.

Calor. — La temperatura debe ser de unos 26 °C.

La cuna se calienta con tres bolsas de agua; ésta no deberá quemar las manos, y las bolsas no estarán nunca en contacto directo con el niño.

Vestuario. — Se cubrirá al niño, al nacer, con prendas esterilizadas.

Luego se le envolverá en una manta de lana doblada en dos. Si la habitación está lo suficientemente caldeada, se le puede poner una camisita y una batita de lana abiertas. En lugar de pañales se usa el algodón hidrófilo. Ha de procurarse destapar al niño lo menos posible, cuando se le haya cambiado de ropa.

Alimentación. — Para la alimentación del niño deben seguirse las instrucciones del puericultor.

Por una parte, el prematuro necesita más alimento que un niño normal; pero, por otra, no tiene el aparato digestivo capaz ni apto.

El prematuro de muy poco peso no tiene fuerzas para mamar ni sabe succionar el biberón. Hay que darle el alimento a cucharaditas o mejor con biberones provistos de tetinas especiales.

Entre las tomas de alimento se le administrará un poco de agua hervida.

El mejor alimento es la leche de la madre, pero ésta habrá de extraérsela antes de dársela al niño.

Otros consejos. — Durante los primeros días, los padres deben extremar las precauciones, tales como evitar que alguien tosa cerca o encima de él y evitar las visitas, sobre todo de otros niños. Estos son más propensos a cualquier tipo de infección y es posible que el bebé «prematuro» todavía no tenga totalmente recuperada su inmunidad.

Para evitar las posibles infecciones es necesario también que la madre se lave las manos antes de coger o cambiar los pañales al pequeño.

Recién nacido postérmino o hipermaduro. — Cuando el recién nacido nace después de la semana 42 de gestación se le llama postmaduro o postérmino. Los problemas que van a presentar serán mayores cuanto mayor sea el tiempo transcurrido después de la semana 42, debido a que, a partir de esta semana, la placenta empieza a envejecer y el niño se alimenta peor, con lo cual su peso será menor del que realmente le correspondería. Su piel no presenta el vérmix, está seca y su aspecto es apergaminado e incluso presenta cierta descamación. Las uñas son largas, la expresión vivaz. Muchas veces estos recién nacidos postmaduros requieren unos controles y cuidados especiales, por lo que deben ingresar en centros de patología neonatal.

EL RECIEN NACIDO PREMATURO

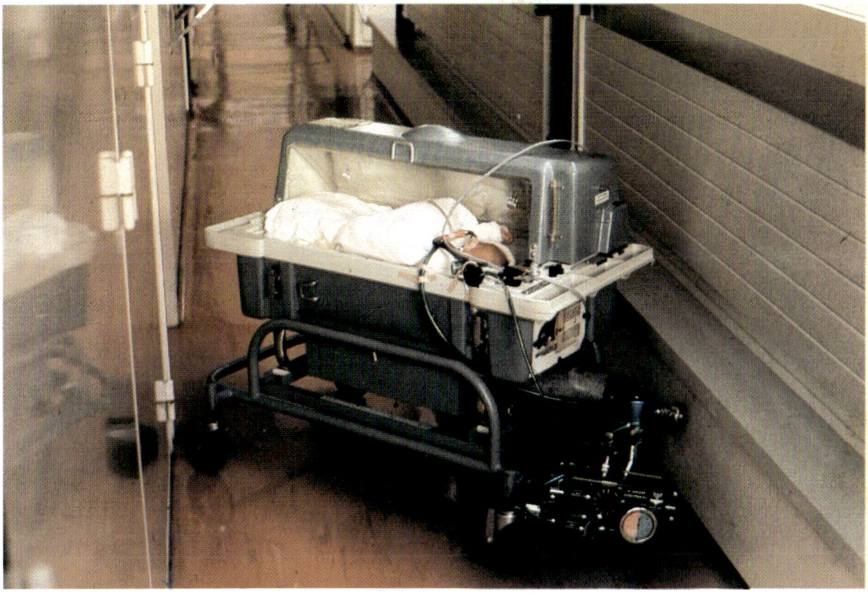

Fig. 1.– Modelo de incubadora de traslado equipada con todo lo necesario. De uso exclusivo en Clínicas o Centros de Neonatología.

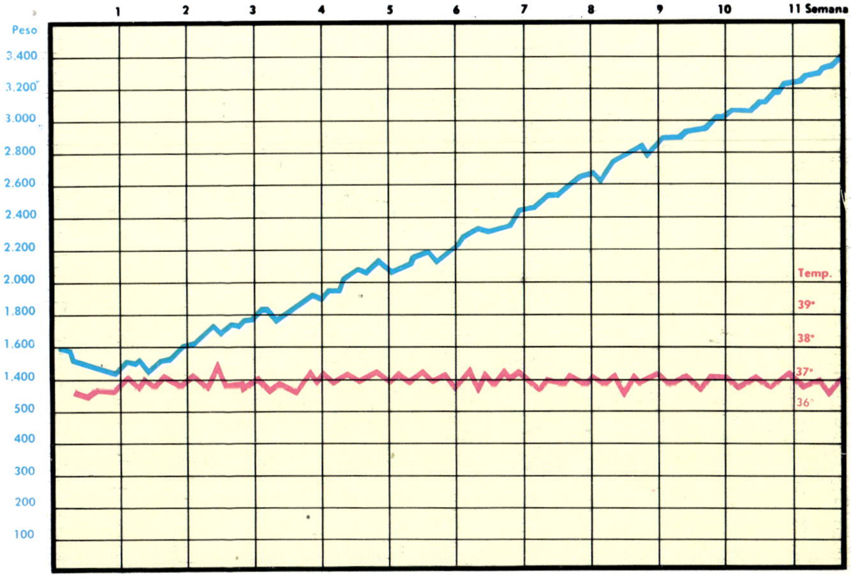

Fig. 2.– Curvas del peso (en azul) y de la temperatura (en rojo) de un prematuro.

COMO BAÑAR Y VESTIR AL NIÑO

El baño

Sólo podrá darse un baño completo al niño cuando el cordón umbilical, ya seco, haya caído completamente; hasta ese momento nos limitaremos a lavarlo con una esponja.

Baño de esponja

Se escogerá una habitación caliente y en la que no haya corrientes de aire. Como para este baño puede utilizarse también la bañera de goma, plegable, el baño de esponja se puede hacer en el cuarto de aseo; ahora bien, si el niño está algo delicado, la madre podrá dar al niño su baño de esponja incluso en su misma habitación, en la bañera plegable que se utilizará cómodamente para bañar en ella al niño.

La madre pondrá muy cerca de ella una palangana con agua caliente. Comenzará por desvestir al niño, y, una vez desnudo, procederá a taparlo con la toalla grande mientras moja la esponja en el agua; abrirá entonces la toalla y, con mucho cuidado y de forma que no le caiga agua en el ombligo, frotará el cuerpo del niño con suavidad; después le secará perfectamente.

A continuación hará todo lo que indicamos al tratar del baño completo.

Baño completo

Es aconsejable realizar el baño completo en el cuarto de aseo. Se abrirá la bañera plegable de goma y se pondrán todos los utensilios (citados al hablar del baño de esponja) al alcance de la mano.

Se llenará la bañera con agua que se sienta agradablemente caliente (38 °C en el termómetro especial de baño) y se tapará la bañera con el bastidor; sobre éste se colocará al pequeño, para desvestirlo completamente.

El enjabonado

Colocado el niño sobre la colchoneta de plástico, se enjabonará completamente su cuerpecito, exceptuando la cabeza y la cara. Para ello, después de haberla mojado con agua de la bañera, se verterá en la esponja un poco de jabón líquido y se frotará con ella todo el cuerpo del niño, particularmente las nalgas y los pliegues de las extremidades.

Entonces será el momento de agarrarle (con mucho cuidado para que no resbale), y sumergirlo en el agua, de forma que su cabeza descanse sobre el brazo derecho de la madre, quien, con sus dedos, sujetará al niño por la axila (fig. 1), posición muy cómoda para el pequeño.

La madre, con la mano libre, echará después agua sobre el cuerpo del niño (figura 2) y, una vez que el jabón haya desaparecido completamente, lavará su carita con ayuda de una esponja natural, cuidando mucho de no tocar con ella su boca, ni sus ojos (figura 3). Se sacará al niño del agua y se le cubrirá rápidamente con la toalla grande, de forma que quede bien tapado (fig. 4). Se frotará con cuidado su cuerpo hasta que su piel quede completamente seca. Procediendo seguidamente a frotar su cuerpo incluidos los genitales con una crema balsámica (fig. 5). Recuérdese que, en algunos casos, es preciso hacer una limpieza escrupulosa de estos órganos con una gasa estéril y agua hervida, después del baño.

Después comienza una nueva fase: cómo vestirlo. Vamos a verlo.

Cómo vestir al niño

Una vez seco el cuerpo, se procederá a vestir al niño. La ropa necesaria será:

Una camisita de tela con manga larga o corta, según la estación; una faja enrollable elástica, o bien una de una sola pieza; un jersey cerrado por detrás, de manga larga, en perlé o lana; un pañal de género elástico, absorbente; unas botitas de lana, espuma, nylon o perlé; un baberito lavable.

Para vestirlo cómodamente se hace acordeón con las mangas largas, frunciéndolas con las dos manos y metiéndolas de una vez en el brazo del niño (figura 6).

Una vez se le ha puesto la camisa se procederá a enrollarle la faja alrededor del vientre (fig. 7), cogiendo con ella la parte inferior de aquélla y con cuidado de que la faja no llegue muy abajo, pues en ese caso el niño no tardaría en mojarla.

Seguidamente se le pondrá el jersey, siguiendo el mismo sistema empleado para la camisa. Para abrocharle más fácilmente la prenda, se colocará al niño boca abajo (fig. 8). Se le pondrá el pañal (fig. 9), que se abrochará o cerrará con cintas; debe evitarse el uso innecesario de los imperdibles.

Atlas de PUERICULTURA

POR **ANA MARIA CALERA** PROFESORA DE A. S.

Serie **E** Núm. **5**

EL RECIEN NACIDO

COMO BAÑAR Y VESTIR AL NIÑO

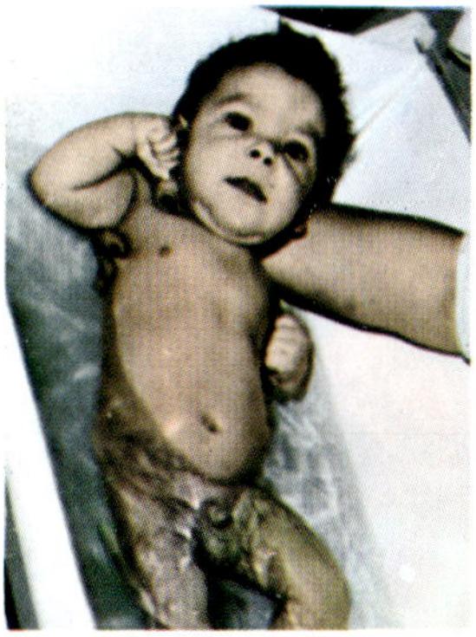

Fig. 1.– Al niño se le sujeta, dentro del baño, mediante el brazo derecho, según indica la figura.

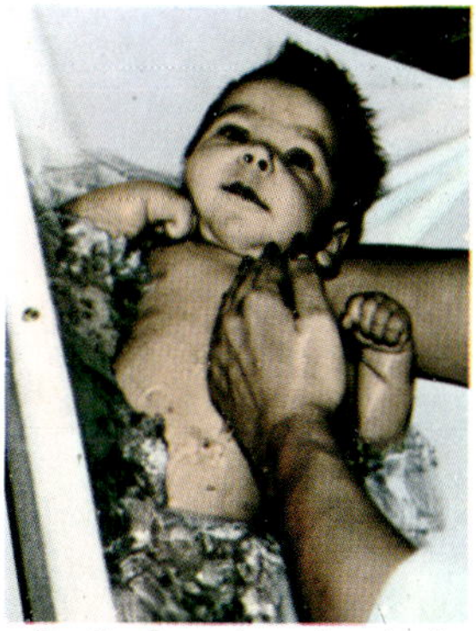

Fig. 2.– Después, se le echará agua con la mano izquierda.

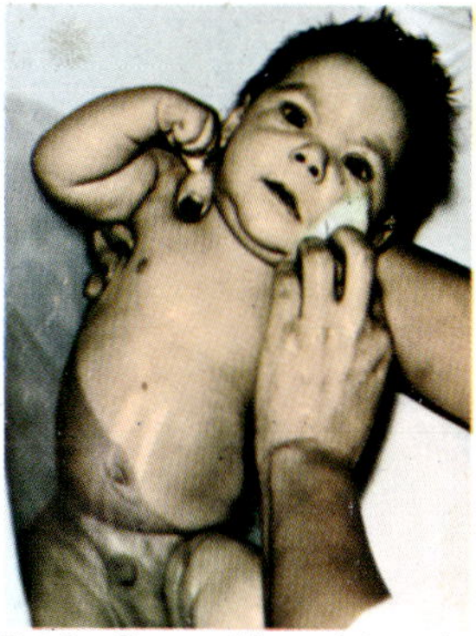

Fig. 3.– Siempre bien sujeto se le lavará la carita con la esponja.

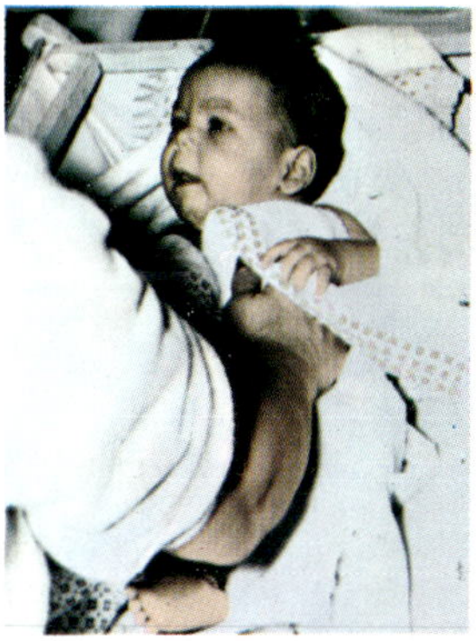

Fig. 4.– Una vez fuera del agua, será secado con la toalla.

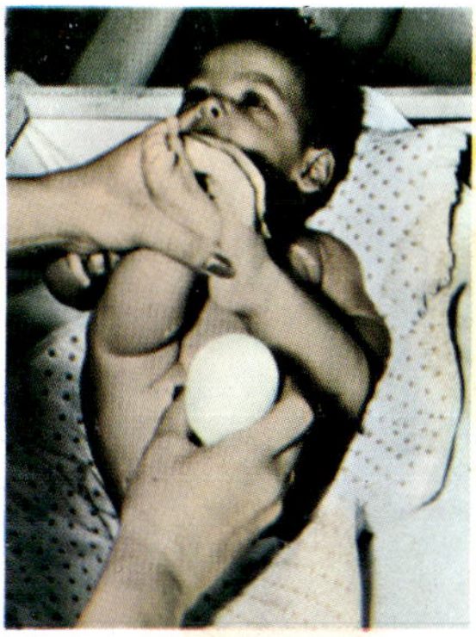

Fig. 5.– Se le aplicará una crema balsámica.

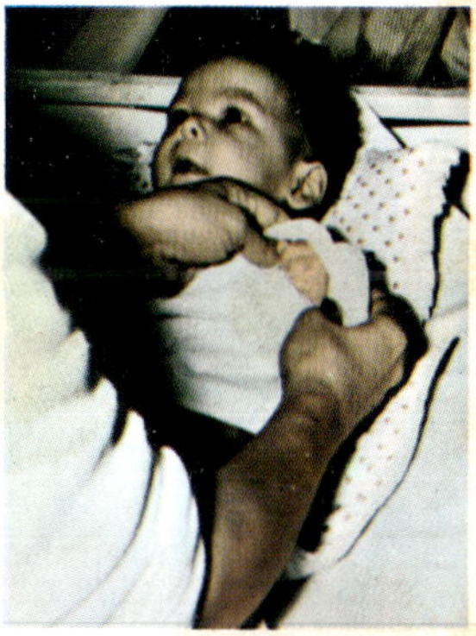

Fig. 6.– Se le pondrá la camisita.

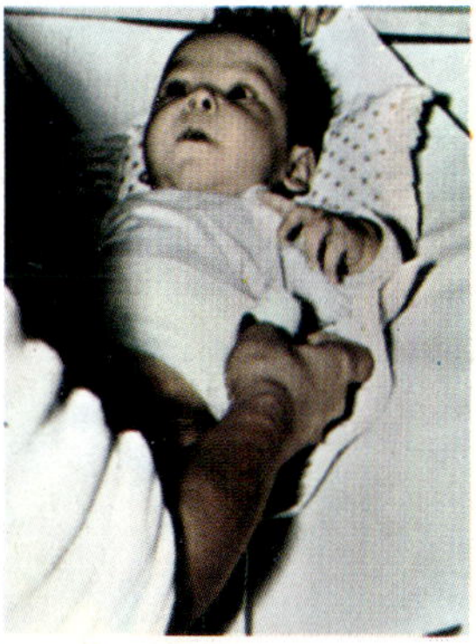

Fig. 7.– Se le adaptará la faja enrrollable (si va a llevarla).

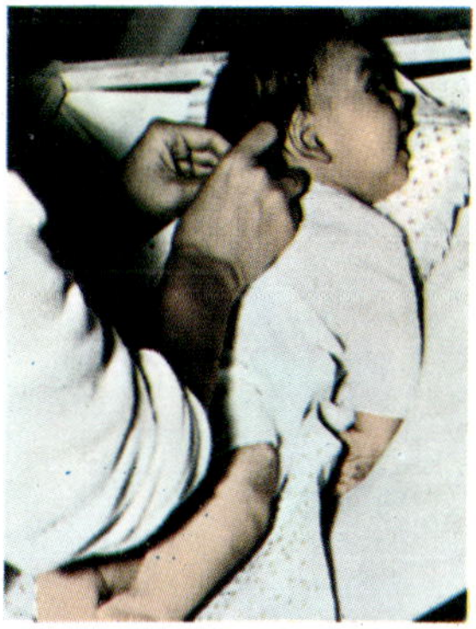

Fig. 8.– Se le vestirá el jersey, abrochándosele por la espalda.

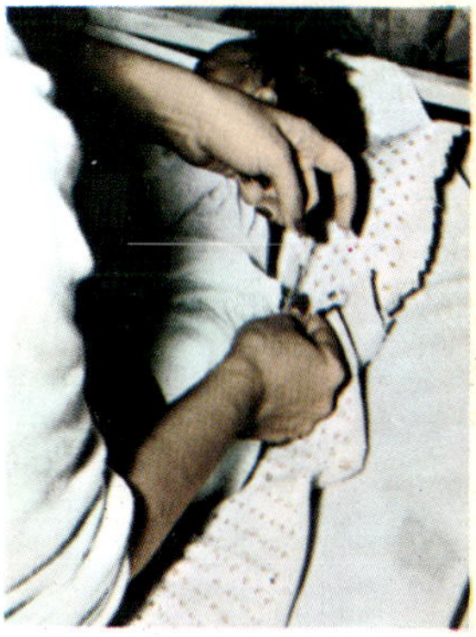

Fig. 9.– Se le pondrá el pañal, que se le sujetará por detrás.

PRUEBAS MOTORAS Y DESPERTAR DE LA INTELIGENCIA

Las funciones estáticas del niño

Cuando el niño nace es un ser indefenso que no hace ningún movimiento capaz de protegerle contra el mundo exterior. Su cabeza no se sostiene, y tampoco le sostienen sus piernas; no puede estar sentado, y permanece inmóvil o haciendo muy escasos movimientos y con la cabeza inerte o flexionada sobre el tronco y los antebrazos y las piernas flexionados.

Las funciones estáticas se establecen poco a poco en el transcurso de la vida; a los dos meses y medio el niño comienza a sostener erguida la cabeza, que a los tres meses, si le acostamos boca abajo, levanta y sostiene ya; a los seis meses se mantiene sentado y a los diez o doce da sus primeros pasos para empezar a andar por sí solo a los catorce o quince meses.

FIGURA, TALLA Y PESO

Figura

La madre debe conocer todo lo relativo a la conformación, talla y peso de su bebé.

La cabeza del niño de muy corta edad es, proporcionalmente al resto del cuerpo, mayor que la del adulto, detalle que carece por completo de importancia. El niño irá cambiando poco a poco y su cabeza y su cuerpo guardarán las mismas proporciones que los de cualquiera de nosotros.

Cómo pesar al niño

Es necesario pesar al niño; haciéndolo periódicamente la madre podrá ver si su hijo se nutre lo suficiente. Hay que pesarlo desnudo y siempre a la misma hora. Conviene apuntar el peso en una gráfica (véase lám. E/4, figura 2) para así seguir perfectamente su evolución.

ESQUEMA MATERNAL. DESPERTAR DE LA INTELIGENCIA (1)

Primer mes. — Movimientos incoordinados. Actos reflejos: bostezo, estornudo, succión.
Segundo mes. — Movimientos coordinados de los ojos. Presión del dedo. Mímica expresiva.
Tercer mes. — Fija la mirada. Sonríe. Mueve la cabeza al escuchar un ruido. Recuerda el biberón.
Cuarto mes. — Sostiene la cabeza cuando está sentado. Coge las cosas voluntariamente.
Quinto mes. — Se sienta, si se le ayuda. Expresa la alegría y el enfado.
Sexto mes. — Se sienta bien. Apoya los pies. Se interesa por todo.

Tercer trimestre. — Se sienta solo si está recostado. Se sostiene en pie, si se le ayuda. A los ocho meses dice: papá, mamá.
Cuarto trimestre. — Juega. Anda solo cogido a algo que le sirva para sostenerse.
Segundo año. — Dice seis u ocho palabras. No evacua el vientre ni orina involuntariamente. De acuerdo con la educación recibida, hace y rehúsa ciertos actos.

(1) Nos ha parecido que, resumidos en forma de cuadro, serán más comprensibles los datos de los profesores Eckstein y Rominger (*Pediatría*, Editorial Labor).

PESO DEL LACTANTE ESPAÑOL

Edad	Peso	Aumento mensual	Edad	Peso	Aumento mensual
15 días	3,400		12 meses	9,550	300 gr.
1 mes	3,600	200 gr.	13 »	9,800	250 »
2 meses	4,550	950 »	14 »	10,050	250 »
3 »	5,450	900 »	15 »	10,250	200 »
4 »	6,150	700 »	16 »	10,450	200 »
5 »	6,700	650 »	17 »	10,650	200 »
6 »	7,200	500 »	18 »	10,800	150 »
7 »	7,700	500 »	19 »	10,950	150 »
8 »	8,150	450 »	20 »	11,100	150 »
9 »	8,500	450 »	21 »	11,200	100 »
10 »	8,900	400 »	22 »	11,300	100 »
11 »	9,250	350 »	23 »	11,400	100 »
			24 »	11,500	100 »

TALLA DEL LACTANTE ESPAÑOL

Edad	Talla	Aumento mensual	Edad	Talla	Aumento mensual
15 días	0,51 m.		7 meses	0,67 m.	2 cm.
1 mes	0,53 »	2 cm.	8 »	0,69 »	2 »
2 meses	0,56 »	3 »	9 »	0,71 »	2 »
3 »	0,59 »	3 »	10 »	0,72 »	1 »
4 »	0,61 »	2 »	11 »	0,73 »	1 »
5 »	0,63 »	2 »	12 »	0,74 »	1 »
6 »	0,65 »	2 »			

EL RECIEN NACIDO

PRUEBAS MOTORAS Y EL DESPERTAR DE LA INTELIGENCIA

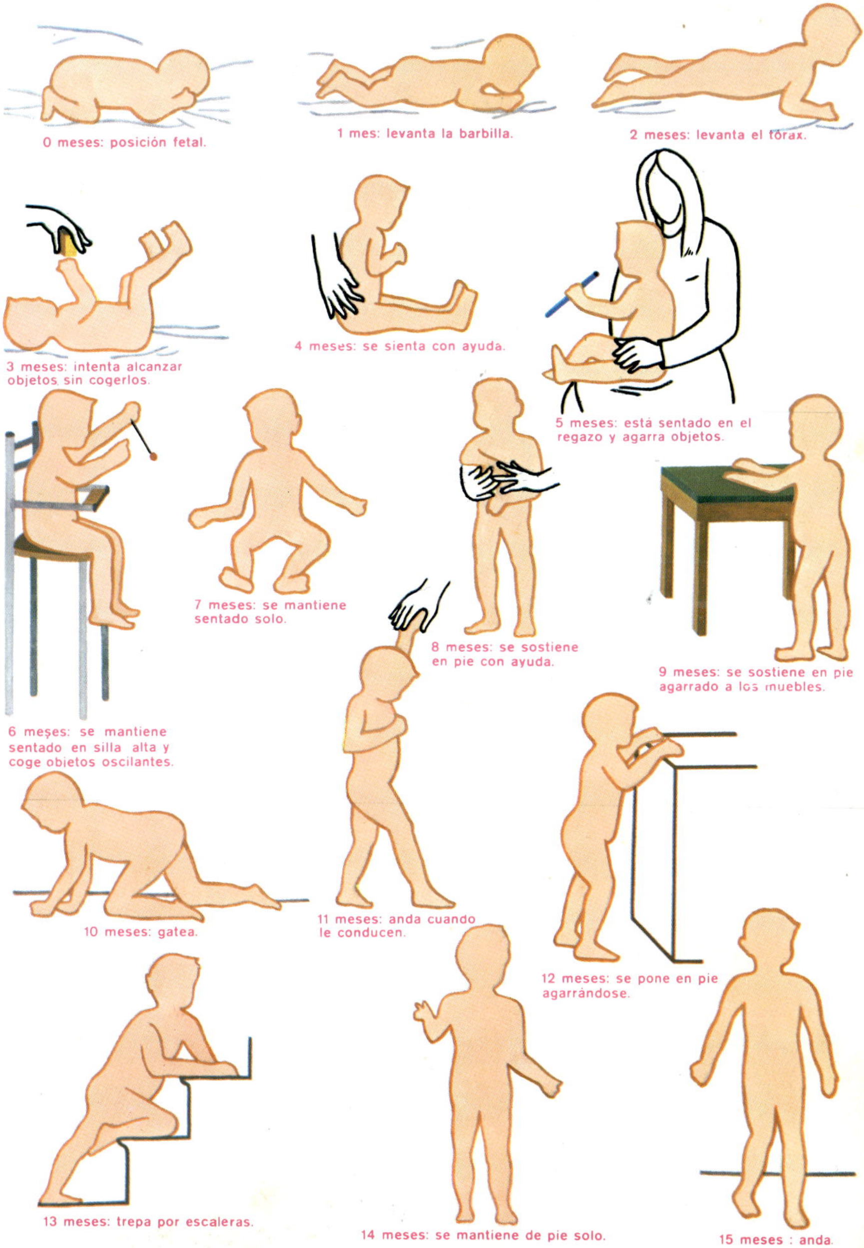

0 meses: posición fetal.

1 mes: levanta la barbilla.

2 meses: levanta el tórax.

3 meses: intenta alcanzar objetos sin cogerlos.

4 meses: se sienta con ayuda.

5 meses: está sentado en el regazo y agarra objetos.

6 meses: se mantiene sentado en silla alta y coge objetos oscilantes.

7 meses: se mantiene sentado solo.

8 meses: se sostiene en pie con ayuda.

9 meses: se sostiene en pie agarrado a los muebles.

10 meses: gatea.

11 meses: anda cuando le conducen.

12 meses: se pone en pie agarrándose.

13 meses: trepa por escaleras.

14 meses: se mantiene de pie solo.

15 meses : anda.

Actitudes y movimientos del bebé según su edad, desde los primeros días hasta los quince meses.

LACTANCIA Y ALIMENTACION COMPLEMENTARIA

DATOS DE INTERES SOBRE LA LACTANCIA MATERNA

La leche materna

Cuando una mujer ha dado a luz, los órganos que durante el embarazo se habían modificado tienden a recuperar la normalidad. Solamente las mamas continúan su transformación hasta que, hacia el tercer día, los senos se ponen tersos, turgentes, a veces dolorosos, y con ello comienza la secreción de la leche, o calostro.

Algunos detalles de anatomía

Forman la mama, en su estructura interna (fig. 1), dos partes: la primera, que es la más importante desde el punto de vista funcional, es la glándula mamaria; la segunda, que tiene una misión protectora y da al seno femenino su forma característica, es tejido adiposo. La glándula mamaria es el conjunto de otras muchas pequeñas glándulas (lóbulos) que tienen por función «fabricar» la leche y conducirla, a través de sus conductos, al pezón. Entre uno y otro lóbulo y entre los diversos conductos se extiende el tejido adiposo. El volumen de este tejido no guarda proporción necesariamente con la cantidad de secreción láctea. Por consiguiente, no hay que pensar que un seno muy desarrollado tenga por ello una producción de leche abundante.

Cómo se produce la secreción de la leche

La «prolactina», una hormona originada por la hipófisis, es el factor que determina la producción de la leche. Luego, el niño mismo, al chupar, favorecerá esta secreción. Al principio mana del pezón un líquido seroso y amarillento, el calostro, de fácil digestión, como requiere el débil organismo del recién nacido.

Pocos días después del parto el calostro se transforma en leche. Esta transformación está relacionada con las necesidades del niño.

La producción de leche varía de unas mujeres a otras, e incluso hay casos en que no se verifica siquiera. En la llamada «agalactia».

Composición de la leche

La leche está formada por sales, proteínas, azúcares, grasas y un 87 por 100 de agua. La leche materna contiene todos los alimentos necesarios para el recién nacido, pero además los contiene «preparados para su uso», es decir, que pueden ser asimilados y absorbidos con extrema rapidez.

Higiene de la madre que amamanta

Realmente la mujer que amamanta (lám. F/2 fig. 2) puede v debe hacer su vida normal. Siempre será aconsejable que no realice deportes o trabajos que exijan mucho esfuerzo. En cuanto a su alimentación es preferible que sea lo más lacto-vegetariana posiblee, prescindiendo en ella, en la medida de lo posible, de los alimentos picantes, la carne de caza, las especias, los embutidos y el alcohol.

Hay dos circunstancias que cuando se producen en esta situación suelen preocupar a la madre: 1. El retorno de la menstruación. 2. Un nuevo embarazo.

Por lo referente a la menstruación recuérdese que generalmente no se tiene la regla si se amamanta. Esta aparece al dejar la lactancia; no obstante no importa seguir dando el pecho aunque se tenga la regla.

En cambio, en caso de embarazo es aconsejable suspender el amamantamiento antes de los tres meses, ya que la madre ha de nutrir a la criatura que se está formando, y por ello su leche queda empobrecida de las sustancias necesarias.

El cuidado de las mamas

Uno de los medios de evitar que los pezones se resientan es amamantar al bebé solamente durante cinco minutos cada vez.

Hay que prestar cuidadosa atención a la limpieza de los pezones. Debe lavarse el pecho diariamente con agua y jabón, y antes y después de cada mamada se lavarán los pezones con agua hervida. Después de las mamadas es conveniente tapar los pezones con trozos de gasa estéril a fin de protegerlos de todo roce. Si se teme que la leche fluya espontáneamente puede interponerse un trozo de tela impermeable entre la gasa y el sostén. Si se notara en los pezones la más mínima tendencia a agrietarse deberá consultarle inmediatamente con el médico. En la actualidad existen inmejorables preparados para curarlos.

Atlas de PUERICULTURA

POR ANA MARIA CALERA PROFESORA DE A. S.

Serie **F** Núm. **1**

LACTANCIA Y ALIMENTACION COMPLEMENTARIA

DATOS DE INTERES SOBRE LA LACTANCIA MATERNA

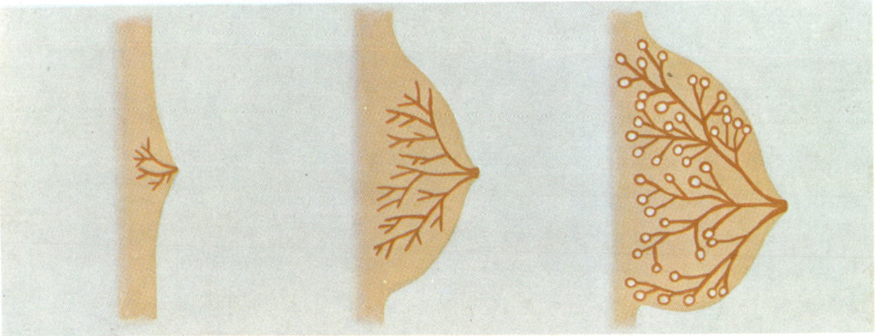

Fig. 1.– Sección de la mama. A la izquierda, antes de la pubertad (las líneas rojas representan las glándulas); en el centro, el desarrollo después de la pubertad; a la derecha, durante la lactancia.

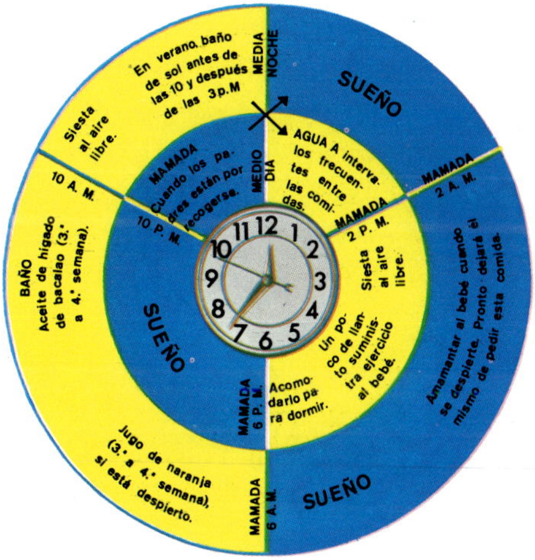

Fig. 2.– Es conveniente disponer el "día" del niño, acomodando aquél a las necesidades familiares.

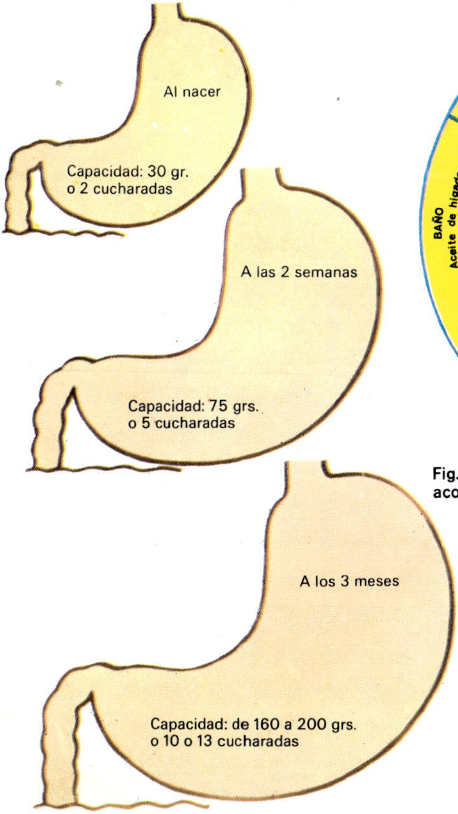

Fig. 3.– Capacidad del estómago de un bebé al nacer, a las dos semanas y a los tres meses de edad.

LACTANCIA MATERNA

Plan diario para amamantar al niño

Establecemos un horario para la alimentación del bebé; no obstante, es tarea de la madre organizar un horario que no sólo satisfaga las necesidades del niño, sino que concuerde también con las de la casa.

6 horas . . .	Primera toma.
9 horas . . .	Baño seguido de la segunda mamada. Después debe acostarse al niño.
12 horas . . .	Mamada y siesta.
15 horas . . .	Otra mamada.
18 horas . . .	Nueva mamada.
21 horas . . .	Si no se le bañó por la mañana, puede hacerse a esta hora. Otra mamada y reposo.
24 horas . . .	Última mamada del día.

Si se le acostumbra, pronto dormirá después de esta última mamada de las 24 horas hasta las 6 de la mañana. Si se despierta, bastará darle un poco de agua, que puede ser mineral sin gas, naturalmente, o bien hervida. Véase en la figura 2 de la lámina F/1 el gráfico de la distribución del «día» del niño.

La extracción manual de la leche

Se recurre a la extracción manual de la leche en los casos en que el bebé es demasiado débil para succionar, cuando una enfermedad del niño impone una dieta o por cualquier otra razón que tenga el médico para ordenar esa medida.

Existen sacaleches por aspiración (figura 5), manuales, mecánicos y eléctricos (fig. 3). Sin embargo, aquí describiremos, por ser el más fácil de usar para las madres, el sistema manual, que cualquier mujer lactante puede emplear por sí misma.

Se comenzará por esterilizar el vaso en que ha de recogerse la leche. Deberán lavarse y cepillarse perfectamente con agua tibia y jabón y secarse con una toalla limpia las manos y las uñas.

El pezón se lavará suavemente con agua y después se secará.

Véanse en la lámina (fig. 1) los movimientos necesarios para impeler la leche fuera de los pequeños sáculos R en que se halla acumulada. Póngase el índice y el pulgar en los lados opuestos del pezón, *D*. Presiónese hondamente en el pecho, en la dirección de las flechas negras. Entonces se comprime el pecho en la dirección de la línea punteada, hacia el punto *R*. Esto hará que la leche salga a chorros de los conductos. Los tres dedos que no intervienen en este proceso pueden tenerse plegados en la forma que se indica en la ilustración, o servirse de ellos para sostener el pecho. (Por cortesía del doctor C. U. Moore, «Alimentación de la madre y del niño».)

La inflamación de las mamas: mastitis

Hacia el tercer día después del parto, o cuando la verdadera leche empieza a asentarse en los senos (subida de la leche), puede producirse una inflamación de las mamas.

La molestia es muy grande, pero, en general, cede a las pocas horas. El mejor tratamiento, naturalmente, es calmante. Casi siempre da resultado usar un sostén que mantenga los senos en posición normal, evitando de esta suerte que se entorpezca la circulación, pues cuando los senos se ingurgitan es la congestión, y no la leche, lo que hace que se sientan llenos. La exclusión parcial en la dieta de alimentos que producen leche contribuye también a hacer desaparecer esa molestia. Si la ingurgitación avanza, algunos médicos recomiendan usar una faja para sostener los senos y aplicar intermitentemente hielo y fomentos calientes.

En caso de no llegar a un alivio de la dolencia, lo mejor será consultar con el médico. Pero generalmente cede al cabo de uno o dos días. Si, además de esta perturbación, se presentara un agrietamiento de los pezones deberá consultarse inmediatamente al especialista. La leche se extraerá con las manos, o se usará una pezonera cuando el bebé mame (fig. 4). Se procurará que los pezones estén escrupulosamente limpios y que descansen tanto como sea posible, a fin de que puedan curar más rápidamente. En esos casos es necesario tomar todas las precauciones para evitar complicaciones ulteriores. Por esas grietas pueden penetrar microbios en los tubos galactóforos (galactoforitis) que después pueden producir infección de las mamas (mastitis). En estos casos no puede darse el pecho (lo que sería peligroso para el niño) y habrá que ponerse en manos del médico.

Atlas de PUERICULTURA

POR ANA MARIA CALERA PROFESORA DE A. S.

LACTANCIA Y ALIMENTACION COMPLEMENTARIA

Serie F Núm. 2

LA LACTANCIA MATERNA

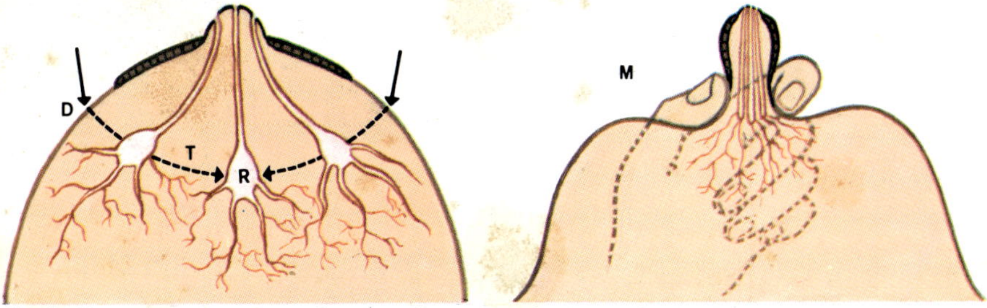

Fig. 1.– Estos dos esquemas explican los efectos del método anterior: D: puntos de aplicación de la presión de los dedos; T: trayectoria que debe seguir los dedos para presionar los reservorios de leche, R, de la glándula mamaria; M: movimiento, hacia adelante, de los dedos.

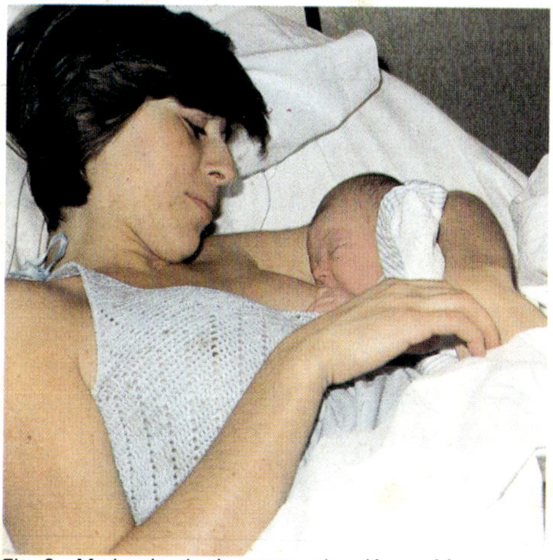

Fig. 2.– Madre dando de mamar al recién nacido.

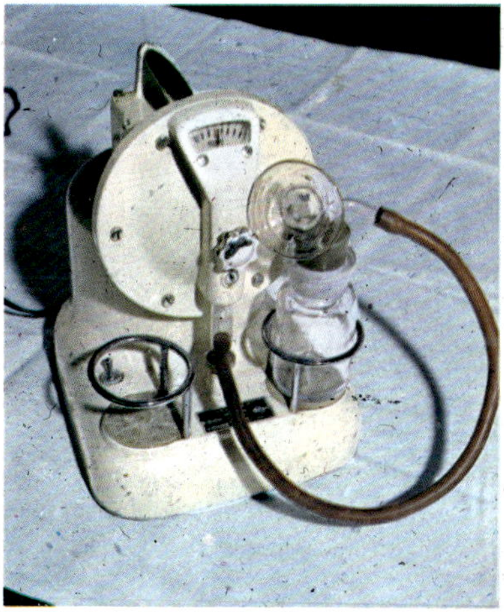

Fig. 3.– Extractor elétrico de leche.

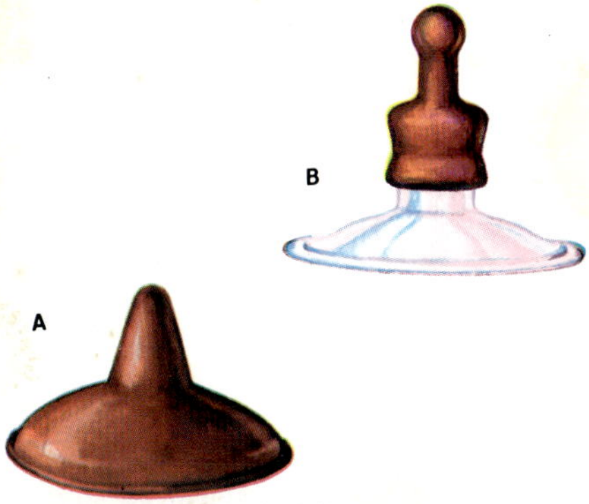

Fig. 4.– Pezoneras. En A, Util para pezones planos y umbilicados. En B, para pezones irritados.

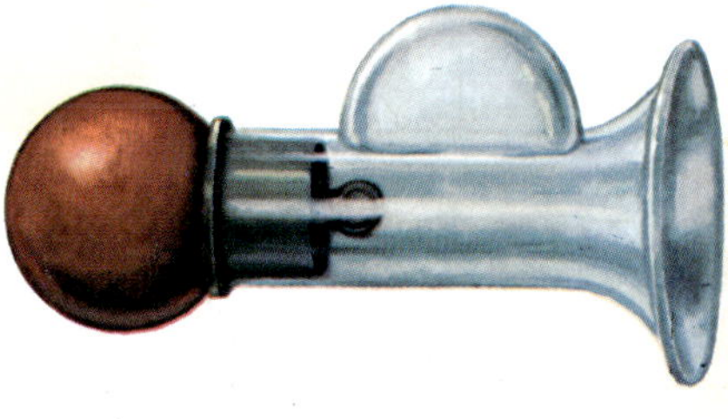

Fig. 5.– Sacaleches manual con pera de goma.

LA ALIMENTACION ARTIFICIAL

En qué consiste la alimentación artificial

Algunas madres no pueden amamantar satisfactoriamente a sus bebés, bien por cualquier impedimento físico, bien por no querer darle el pecho. Recordemos respecto a éste último caso que existen fármacos orales o parenterales (inyecciones endovenosas) de sustancias hormonales que interrumpen la subida o secreción de la leche en las mamas.

Para estos niños, que no reciben la lactancia materna, por la causa que sea, existen alimentos artificiales, bien sea como suplemento de la leche materna insuficiente (alimentación mixta), bien como alimento total y completo. El mejor sucedáneo de la leche materna (según pruebas realizadas) es la de vaca, con las modificaciones que, con arreglo a la capacidad digestiva del bebé, se le exijan.

Ahora bien, existen leches en polvo, ya preparadas, muy buenas y garantizadas.

Leches artificiales

La utilización de leches artificiales, como alimentación infantil, está muy extendida en la actualidad.

Los productos para la alimentación artificial se designan con el término «fórmula infantil», y sustituyen, total o parcialmente, a la leche humana, cubriendo las necesidades nutritivas normales del lactante.

Hoy en día existen dos tipos de fórmulas infantiles: a) fórmula inicial: tiene por objeto cubrir por sí sola todas las necesidades nutritivas del lactante durante los 4 o 6 primeros meses de vida. Se denominan «leches adaptadas, leches humanizadas o leches maternizadas», pues están especialmente adaptadas a la fisiología del recién nacido, consiguiéndose una excelente tolerancia y muy buena aceptación por parte del bebé. b) Fórmula de continuación: es una fórmula destinada a ser utilizada a partir de los 4 o 6 meses, y que forma parte de un esquema de alimentación mixto. Son leches cuyas grasas se han modificado a las necesidades específicas del niño de esa edad. Además proporcionan hierro, calcio, fósforo y vitaminas, elementos cuyo aporte es preciso asegurar durante el crecimiento. Por lo tanto, y hasta que cumpla el primer año, es aconsejable dar al lactante diariamente esta leche de continuación especialmente preparada para él.

Los biberones

Si la alimentación se realiza por medio de biberón, el niño recibirá el alimento cinco veces al día, una cada tres o cuatro horas, con un intervalo de reposo ininterrumpido por la noche, al igual que hemos dicho al hablar de la lactancia natural.

Su preparación. — Un biberón debe prepararse correctamente, para lo cual se tomarán una serie de precauciones. En primer lugar hay que procurar que, tanto las manos como los utensilios que vayan a utilizarse, estén perfectamente limpios, y si la tetina no está perforada, se hará en ella un agujero con una aguja enrojecida al fuego. Esterilizar el biberón y la tetina durante 10 minutos cada vez que vaya a utilizarse o bien esterilizar, en un recipiente especial, varios biberones a la vez (fig. 6).

Acto seguido, hervir el agua que va a utilizarse y dejarla entibiar a la temperatura del cuerpo (37-40 °C.) Poner el agua necesaria en el biberón (figs. 1 y 2) y añadir la cantidad exacta de leche en polvo mediante el cubito medidor que se halla en el interior del bote (fig. 3). Las medidas serán rasas y sin comprimir. De ningún modo hay que añadir más leche en polvo que la indicada por el pediatra o en la tabla de dosificación del bote de leche que se utilice.

Por último cerrar el biberón con la tetina y agitar cuidadosamentee. Ya está preparado el biberón (fig. 4).

LA ALIMENTACION ARTIFICIAL

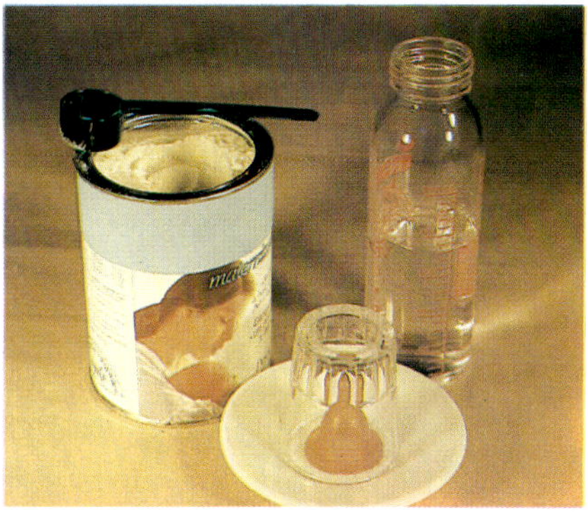

Fig. 1.– Elementos necesarios para preparar un biberón con leche en polvo.

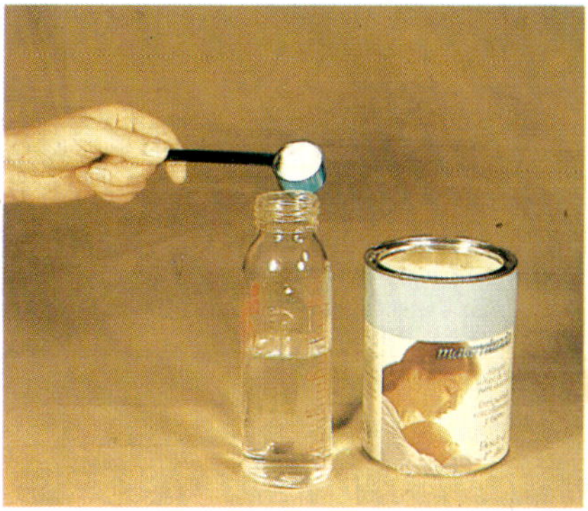

Fig. 2.– Llenad el medidor con la leche en polvo.

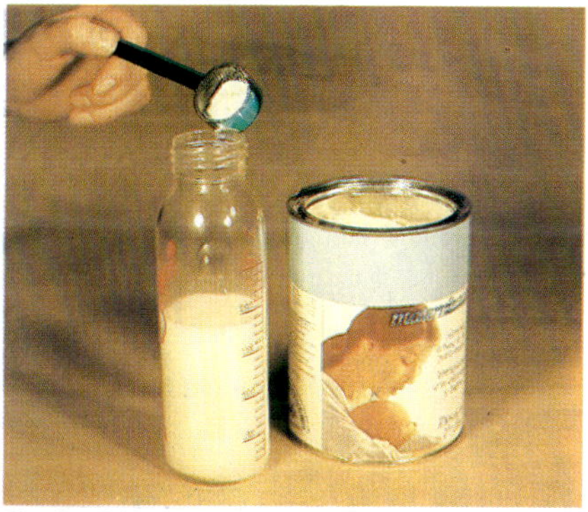

Fig. 3.– Echad la leche en polvo en el biberón, ya con agua hervida, y mezclad la preparación.

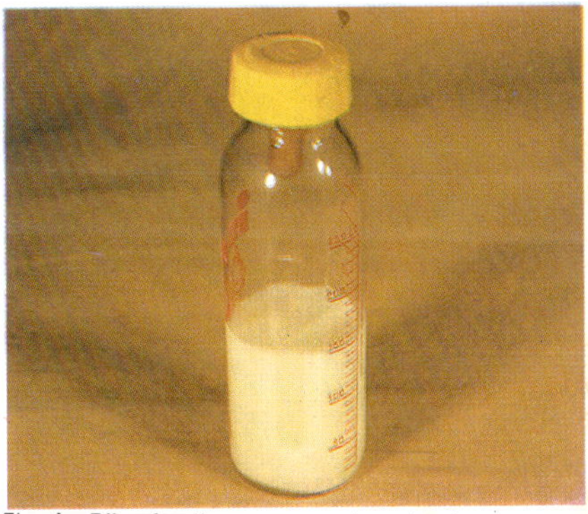

Fig. 4.– Biberón dispuesto con la tetina hacia adentro para que no se contamine.

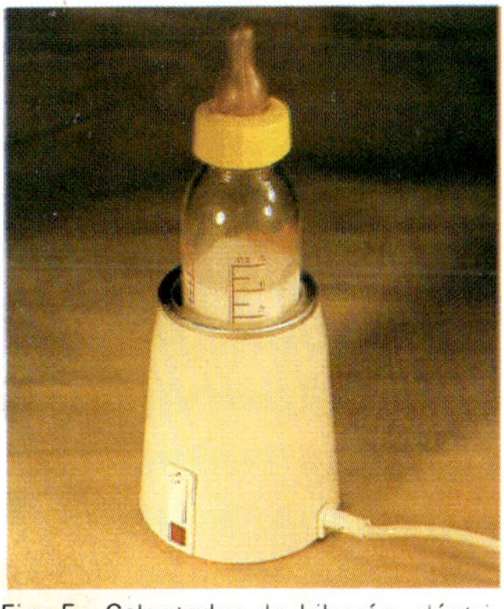

Fig. 5.– Calentador de biberón eléctrico para una sola botella.

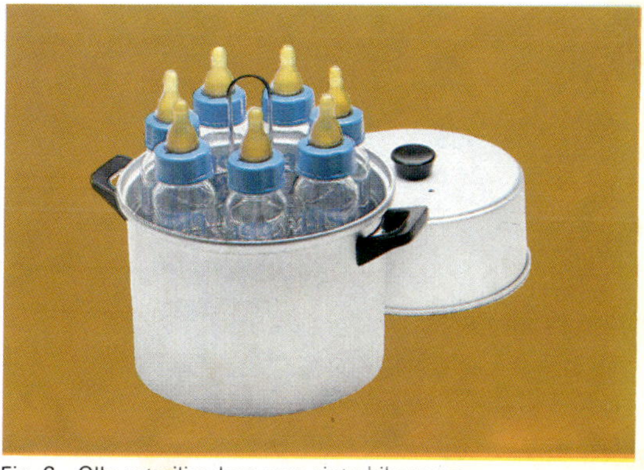

Fig. 6.– Olla esterilizadora para siete biberones.

Antes de dar el biberón comprobar que el líquido esté tibio. Para ello, dejar caer unas gotas sobre el dorso de la mano (fig. 1). Procúrese que el tiempo de la toma no sea superior a 20-25 minutos para que el niño no se canse. Es preferible dejarlo descansar y adelantar el horario de la toma siguiente.

En el caso que el preparado se enfríe, éste puede calentarse bien al baño maría o mediante un aparato eléctrico (lám. F/3 fig. 5) provisto de un termostato que mantiene el preparado a la temperatura adecuada.

Y para finalizar... el pequeño eructo. El niño tiene que expulsar el aire que ha tragado. Eso le dejará tranquilo. Unos golpecitos en la espalda pueden ayudarle.

Recordemos que el pediatra o puericultor podrá variar, en cada caso particular, las cantidades y las clases de leche que el niño debe tomar.

TABLA DE ALIMENTACION INFANTIL

Con leche en polvo

	Cantidad por biberón		Número de tomas al día		
				Papillas	
Edad del niño	Leche gramos en polvo	Agua hervida gr. o c. c.	Biberones de leche en polvo	Dulces	Saladas
1.ª a 2.ª semana	10 a 15	60 a 90	6	—	—
De la 2.ª semana al 1.er mes	15 a 20	90 a 120	6	—	—
Del 1.º al 2.º mes	20 a 25	120 a 150	5	—	—
Del 2.º al 3.er mes	25 a 30	150 a 175	5	—	—
Del 3.er al 5.º mes	25 a 30	150 a 175	2 a 3	—	—
Del 5.º al 7.º mes	30 a 35	175 a 200	5	2 a 3	—
Del 7.º al al 12.º mes	35 a 40	200 a 235	1 a 0	2	2

LA ALIMENTACION ARTIFICIAL

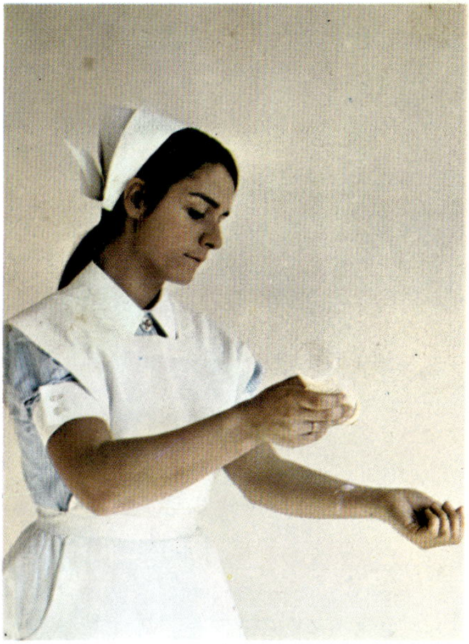

Fig. 1.– Forma correcta de comprobar la temperatura del biberón.

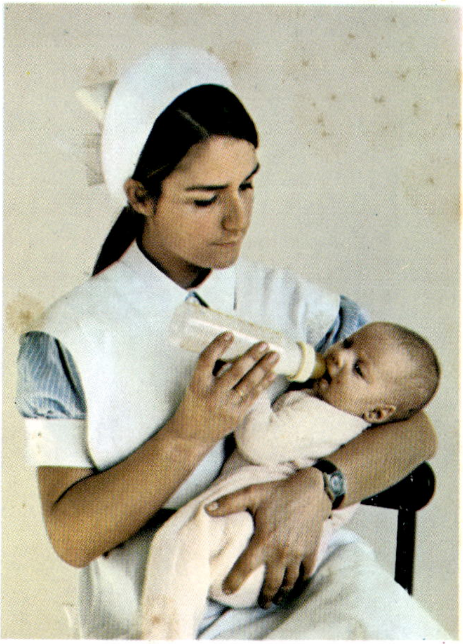

Fig. 2.– Esta es la posición en que se debe sujetar al bebé para darle bien el biberón.

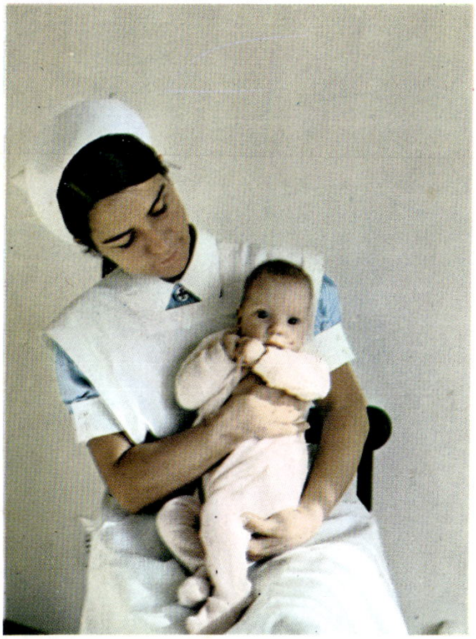

Fig. 3.– Una vez que haya ingerido su alimento, se le sostendrá así para que eche el aire.

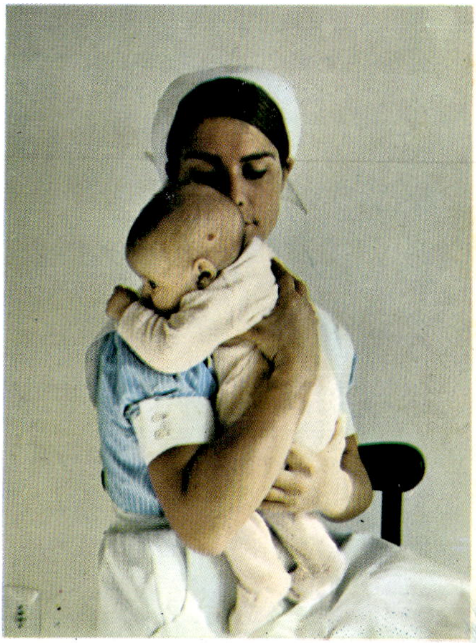

Fig. 4.– Otra posición recomendable será la de mantenerle de este modo sobre el hombro.

ALIMENTACION COMPLEMENTARIA

Jugo de naranja

Es, al igual que la leche, un alimento muy importante para el niño.

Al jugo de naranja hay que añadirle una proporción igual de agua hervida. Hay que colarlo. Si es de naranjas dulces no necesita azúcar.

El jugo de la naranja pierde, al entrar en contacto con el aire, gran parte de su contenido vitamínico, que precisamente es lo que deseamos dar al niño. Por ello debe dársele el jugo en cuanto se ha exprimido la naranja.

Se puede sacar de una sola naranja zumo para tres o cuatro veces si se corta un trozo de la fruta y se guarda el resto en el refrigerador para utilizarlo otras veces de la misma manera.

Jugo de tomate

Se puede utilizar el jugo de tomate, aunque sea de tomates envasados, como sustitutivo o variante del de naranja. Se toma y cuela la cantidad necesaria para el bebé y se guarda el resto herméticamente cerrado en un frasco de cristal. Para equipar la cantidad de vitamina C contenida en los zumos de tomate y de naranja debe darse al niño doble dosis del primero que del segundo. La vitamina C se administra para evitar el escorbuto. Siempre es preferible extraer el jugo de tomates frescos, que utilizar los envasados.

Frutas

La mejor manera de preparar frutas cocidas es hacerlas hervir a fuego lento en una pequeeña cantidad de agua. La mayoría de ellas no requieren azúcar.

Las manzanas, por lo general, se asan o se preparan en compota; algunos médicos aconsejan dar a los bebés manzanas ralladas. Antes de cocerlas, las ciruelas u otras frutas secas deben lavarse cuidadosamente, cubirse con agua y dejarse en remojo durante toda la noche. Deben hervirse en la misma agua, a fuego lento, hasta que el jugo se ponga espeso, y la fruta, muy tierna; entonces se tritura ésta. Las frutas secas bien maduras, si se cuecen en la forma indicada, no necesitarán azúcar.

Cereales

Es conveniente dar al niño cereales variados, a fin de que no se canse de comer siempre los mismos. Se venden cereales preparados, ya cocidos, a los cuales sólo hace falta agregar agua. También hay cereales preparados en botes o cajas especiales, existiendo toda una gama, con dos cereales con tres o cuatro cereales, lacteados, sin lactear, etc.

Lo mejor será en todos los casos, seguir rigurosamente las prescripciones del pediatra que lleve al niño. Nadie mejor que él para aconsejar qué tipo de cereal es mejor para el pequeño.

La mayoría de los cereales vienen ya preparados y bastará mezclarlos con agua o leche. No precisan cocción.

Los cereales morenos son eficaces contra el estreñimiento y contienen mayor cantidad de vitamina B y de hierro. Pueden agregarse a la leche u otro alimento. Se les puede añadir azúcar, pero no es necesario.

Verduras

Las verduras deben cocinarse en poca agua, la indispensable para que no se quemen, y la cazuela debe estar muy bien tapada. Hay que hervirlas hasta que se pongan tiernas, pero debe cuidarse de que no se pasen. Se trituran en un aparato eléctrico antes de servirlas y se sazonan ligeramente. Las espinacas no necesitan para hervir más agua que la que queda en ellas una vez han sido cuidadosamente lavadas. Se cubren y se ponen a hervir con fuego lento hasta que se pongan acuosas. Si tienen mucha agua, deben dejarse hervir a fuego vivo, sin tapar, durante unos cinco minutos, y luego se pasan por el aparato triturador. Los nuevos modelos de ollas de presión economizan tiempo, trabajo y combustible, y evitan pérdidas de vitaminas, de minerales y de sabor.

Los médicos aconsejan ahora a menudo las verduras preparadas especialmente para bebés. Algunos opinan que no debe recurrirse a ellas habitualmente por estar reducidas a una mezcla demasiado suave; pero pueden utilizarse de vez en cuando. También hay comidas picadas para niños mayores. La cuidada preparación de estos alimentos y su elevado contenido vitamínico los hacen indicados tanto para bebés como para niños que empiezan ya a caminar.

LA ALIMENTACION COMPLEMENTARIA

EDAD	ALIMENTOS	CANTIDAD	OBSERVACIONES
Primer mes: Empiece con zumo de naranja, preparado de vitaminas y baños de sol.			
2 semanas	Preparado de vitaminas	3 gotas 2 veces al día	El médico puede variar el producto vitamínico, así como la cantidad a tomar. Si la dosis aumenta, en vez de una cucharadita puede utilizar un vaso pequeño. Las naranjas serán maduras y frescas y se administrarán sin azúcar.
3 semanas	Concentrado de vitaminas A y D o D solamente	Aumentar a 1/2 cucharadita 2 veces al día	
1 mes	Zumo de naranja	Colado y diluido en agua	
Segundo mes: Jugo de tomate y el resto como el primer mes.			
2 meses	Jugo de tomate	Puede reemplazar a la naranja, dándole doble cantidad	El zumo de tomate debe colarse. Si es envasado, elegir productos al natural y marcas garantizadas.
Tercer mes: Igual al segundo mes.			
De los 4 a los 6 meses: Se pueden introducir las papillas de harinas que se administrarán gradualmente. Dar tambièn papillas de frutas naturales.			
De 6 a 7 meses: Verduras trituradas. Sopas. Pollo o carne.			
De 7 a 8 meses: Yema de huevo duro. Pescado blanco. Compotas.			
De 8 a 12 meses: Hígado. Carne de buey. Leche de vaca entera (sin rebajar con agua).			

Consejos referentes a los alimentos para ser agregados a la dieta del bebé.

DESARROLLO Y CUIDADO DEL NIÑO

COMO SE DESARROLLA EL BEBE

El primer año de la vida del niño

Al mes, el bebé mira al rostro de su madre, sigue con los ojos una luz que se mueve, levanta la cabeza y puede sujetar un dedo o un aro grande. Algunos ya sonríen.

A los dos meses, sonríe y arrulla, derrama lágrimas, bosteza, estira el cuerpo y patalea. Sigue con la vista, guiñando los ojos, una luz brillante. De ahí que deba estar siempre protegido contra el sol y contra la luz demasiado intensa. El niño, a esa edad, vuelve la cabeza en la dirección en que ha oído una voz, y reacciona a los cambios de tono de ésta.

A los tres meses algunos bebés ríen fuertemente. Ruedan ya en la cama y se mueven con rapidez, por lo cual es imprudente dejarlos en cunas sin barandas. A esa edad el bebé emite variedad de gruñidos y gorjeos. Puede asir un sonajero si se lo ofrecen.

A los cuatro meses empieza a observar detalles, se mira con interés las manos y los pies, mantiene bastante firmemente la cabeza (a pesar de lo cual es necesario sostenérsela), agarra objetos y quiere jugar en las horas en que se le da el alimento.

A los cinco meses distingue las personas que conoce de las extrañas. Rueda de un lugar a otro y puede levantar el sonajero cuando se le cae. También puede levantar una taza. A esa edad empieza a molestarle que le interrumpan en lo que está haciendo.

A los seis meses puede permanecer un rato sentado sin apoyar su espalda, puede asir una vasija por el asa y tiene suficiente maña para aprehender objetos con sus manos. Estira los brazos para coger las cosas, golpea la mesa, etc., y halla placer en jugar con los dedos de sus manos y con sus pies.

A los siete meses expresa verbalmente su contento y se interesa por el sonido de un timbre.

A los ocho meses puede ponerse en pie si se le ayuda, juega a esconderse o a otros juegos parecidos y gusta arrojar objetos al suelo.

A los nueve meses se sienta solo, gatea y hasta suele dar algunos pasitos torpes. La música le induce a realizar movimientos rítmicos. Puede ya usar el pulgar y el índice para levantar objetos y sabe decir adiós con la mano. Refunfuña y emite sonidos que se parecen a palabras, imitando las inflexiones y la entonación de las per sonas mayores que le rodean.

A los diez meses conoce su nombre. Puede echar el cuerpo hacia atrás.

A los once meses camina, si le guían, y repite ciertos sonidos; cuando se le festeja una gracia, la repite.

Al año camina con ayuda (fig. 4) y, hallándose de pie, puede agacharse para sentarse. Inventa palabras, sostiene una taza y bebe en ella, y se quita los zapatos y los calcetines o medias.

Cómo manejar al niño

Es necesario que los padres aprendan el arte de manejar al niño. Al levantarlo, al acostarlo, o simplemente al tenerlo en brazos, su cabeza y su cuello necesitan ser adecuadamente sostenidos (figs. 1 y 3).

Un bebé pequeñito tiene muy poca fuerza muscular; su espalda es muy débil, y su cabeza, bamboleante; pasarán varios meses antes de que pueda mantenerla erguida o de que pueda sentarse (fig. 2). Durante ese tiempo va adquiriendo muy gradualmente el dominio de sus músculos. Los padres deben ayudarle acostándolo bien derecho en su cuna, y cambiándolo de posición sólo cuando sea necesario. El niño no puede hacerlo todavía por sí mismo, y reposar siempre del mismo lado no sólo produce cansancio, sino que puede afectar a la conformación de su cabeza, cuyos huesos no son duros. Si se le permite sentarse demasiado pronto se retardará el dominio adecuado de sus músculos y el niño adquirirá una posición viciosa.

El desarrollo de la personalidad del niño

En el transcurso de esos meses, durante los cuales se han podido observar los progresos mencionados, se ha ido desarrollando también otro aspecto del bebé: su personalidad, su carácter y su inteligencia. Sus buenos hábitos mentales dependerán en gran parte del ambiente en que crece, y por esta razón los padres deberán esforzarse en que éste ejerza sobre él las mejores influencias posibles.

La dentición

El desarrollo de los dientes del bebé, en forma de yemas dentarias, comienza aproximadamente cuando la madre se halla en la séptima semana de su embarazo. Cuando el niño nace, todos los dientecitos de sus dos primeras series se hallan, en estado de germen, enclavados ya dentro de los alvéolos de sus maxilares. A medida que el niño crece, sus dientes crecen también, y empiezan a asomar («cortar»)

Atlas de PUERICULTURA

POR ANA MARIA CALERA PROFESORA DE A. S.

Serie **G** Núm. **1**

DESARROLLO Y CUIDADO DEL NIÑO

COMO SE DESARROLLA EL BEBE

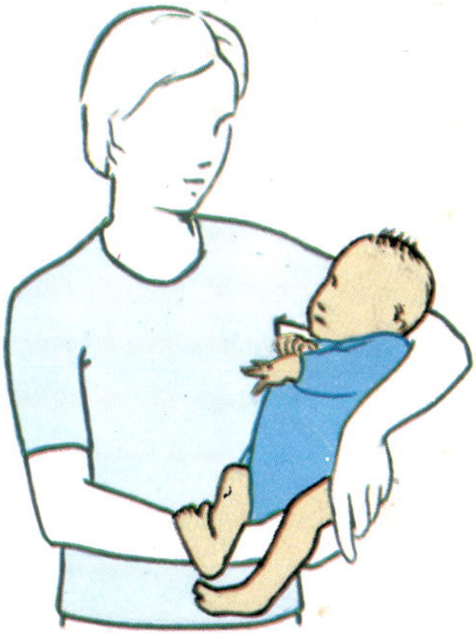

Fig. 1.– El niño precisa un buen sostén cada vez que se le tome en brazos.

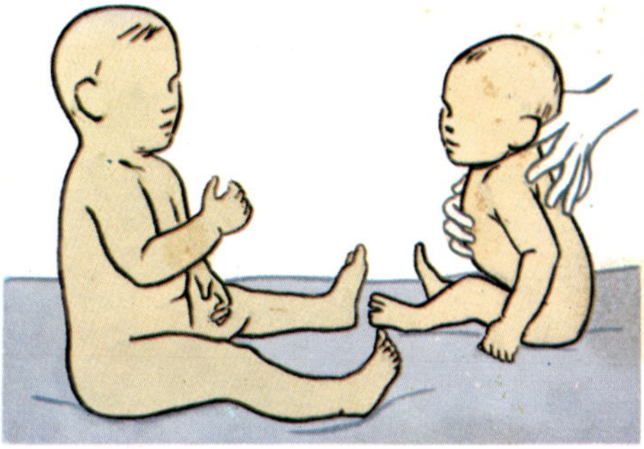

Fig. 2.– Diferencia entre un niño de tres meses y otro de ocho meses. Véase la diferencia con que mantiene derecha su espalda.

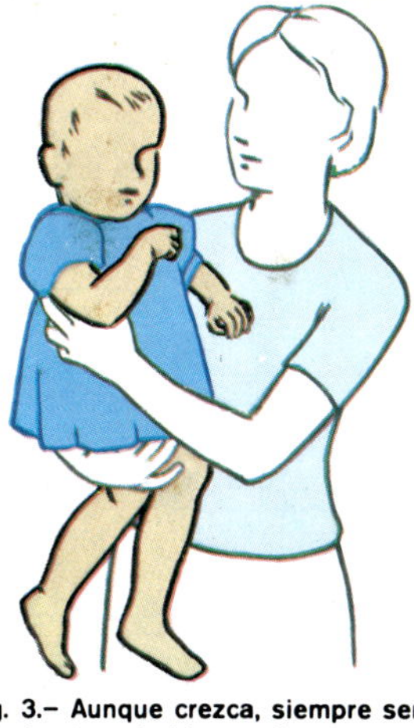

Fig. 3.– Aunque crezca, siempre será preciso tenerle bien en brazos.

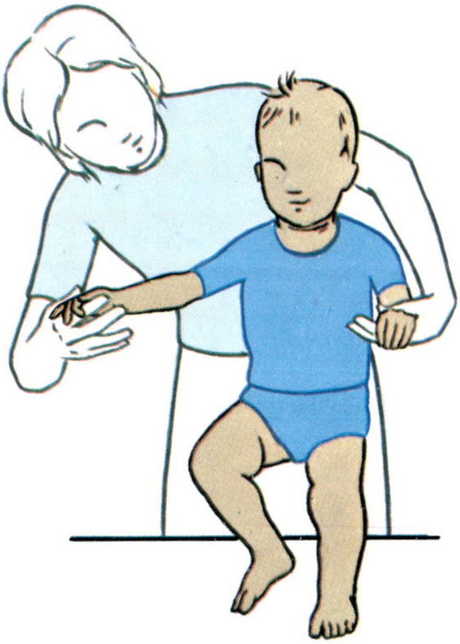

Fig. 4.– Cuando empiece a caminar debe dársele conveniente soporte.

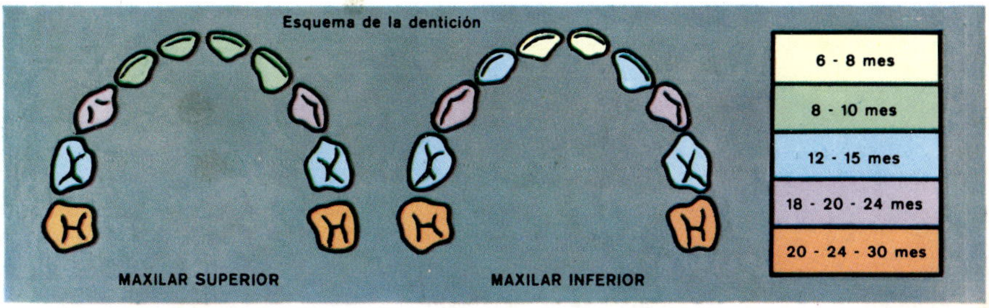

Fig. 5.– Orden habitual de aparición de los dientes, desde los seis meses hasta los treinta meses de edad.

hacia el sexto o séptimo mes (fig. 5). Si no aparecen dentro de ese período, no hay motivo para inquietarse, pues de una familia a otra varía el tiempo de la dentición. La dentición es un proceso normal, y no tiene por qué venir acompañado de ningún contratiempo, como mucha gente cree. No obstante, muchos niños se ponen muy irritables y aparentan sentirse muy incómodos mientras echan los dientes. Si el bebé tiene aspecto de hallarse enfermo en esta época, lo cual ocurre muy rara vez, habrá que consultar con el médico.

Para ayudar al proceso de la dentición se le puede dar al niño, para que lo muerda, un aro de goma dura.

EL DESARROLLO DEL LENGUAJE

Cuadro del desarrollo del lenguaje

Edad	Desarrollo medio	Ayuda que puede prestársele
Durante las primeras semanas	El niño duerme, come o llora. Su única manera de comunicarse con los demás es el llanto fig. 1).	
A los 3 meses	Comienza a hacer los primeros gorjeos.	
A los 4 meses	Se divierte mucho gorjeando, riendo y emitiendo sonidos diversos.	Al niño le gusta que se le hable o se le cante o toque alguna canción.
A los 6 meses	Se halla en condiciones de emitir sonidos agudos y vocalizaciones.	
A los 8 meses	Comienza a articular sus primeras palabritas: «pa-pa», «ta-ta», «brum».	Complacer su necesidad de comunicarse con los demás.
Al año	Comprende que los sonidos que emite con la boca pueden tener un significado y ser interpretados por los demás. Comienza a saludar, a pedir y a negar.	Quizá sea divertido aprender el significado de sus sonidos. Esto también le divierte a él, pero retrasará el momento en que comience a hablar claramente. Es mejor dejarlo que se esfuerce un poco, fingir que no se le comprende y que se necesitan sus palabras.
A los 15 meses	Designa ya cosas y personas que le interesan («ma-ma», «bo-bo», «ta-ta») y lo pide todo, para tocarlo y llevárselo a la boca.	
A los 21 meses	Le interesa conocer el nombre de todo lo que ve. Llama a las personas cuando las necesita. Le gusta escuchar breves poesías y canciones. Canturrea repitiendo sílabas y palabras breves sin sentido.	Estimular su interés con recitados fáciles en que intervengan palabras que le sean familiares.
A los 2 años	Le gustan los cuentos, especialmente leídos en un libro con ilustraciones (siempre el mismo). También le gusta aprender los nombres de las cosas que ve dibujadas, y al cabo de algún tiempo está en condiciones de repetir los cuentos, ayudándose con la figura.	Mostrarle las ilustraciones que ya conoce (o también otras nuevas, pero de objetos que identifique fácilmente) y hacerle preguntas sencillas, pero precisas: ¿Qué es esto? - Un burrito. O bien: ¿Dónde está el burrito? - Aquí.
Entre los 2 y 3 años	El vocabulario del niño se va enriqueciendo. A los tres años se encuentra en condiciones de pronunciar, mejor o peor, el nombre de todo lo que le interesa, de articular pequeñas frases, juicios, etc. Conoce unas mil quinientas palabras.	Comienza el dramático período de los «¿por qué?». Debe afrontarse con resignación: el desarrollo del lenguaje del niño será tanto más rápido cuanto más se converse con él, respondiendo a sus preguntas.

EL DESARROLLO DEL LENGUAJE

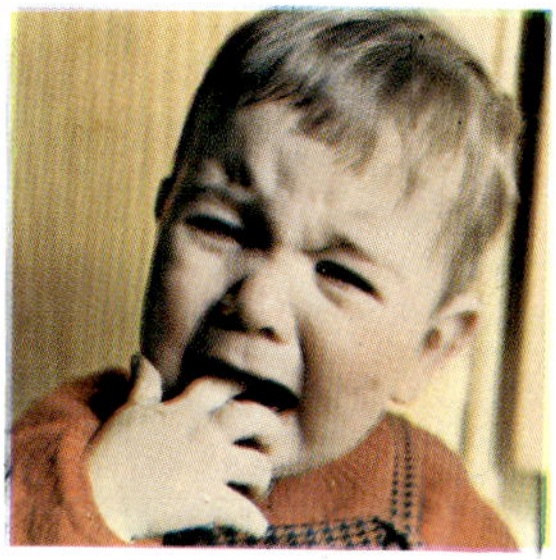

Fig. 1.– El niño llora: en una expresión como puede serlo la sonrisa.

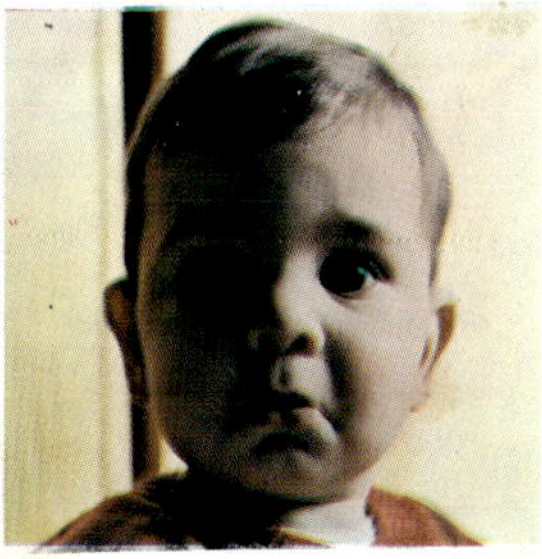

Fig. 2.– El niño puede asustarse, si se le riñe; su cara lo demuestra.

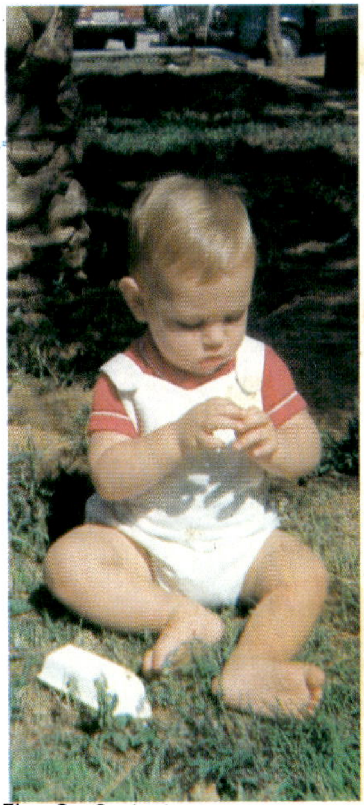

Fig. 3.– Cualquier cosa, por pequeña que sea, acapara su atención y enriquece su mente.

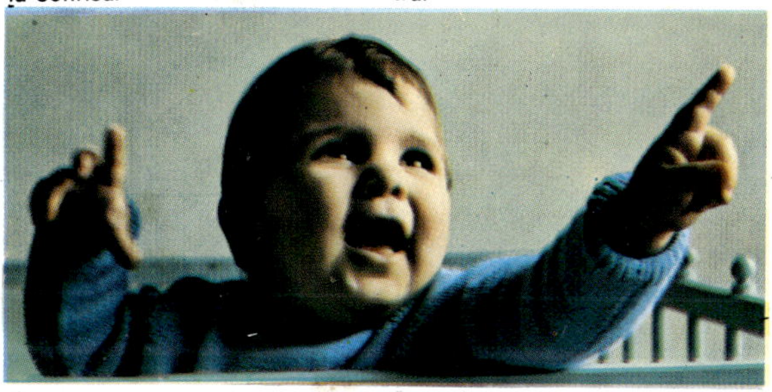

Fig. 4.– El niño cuando desea algo lo pide señalando.

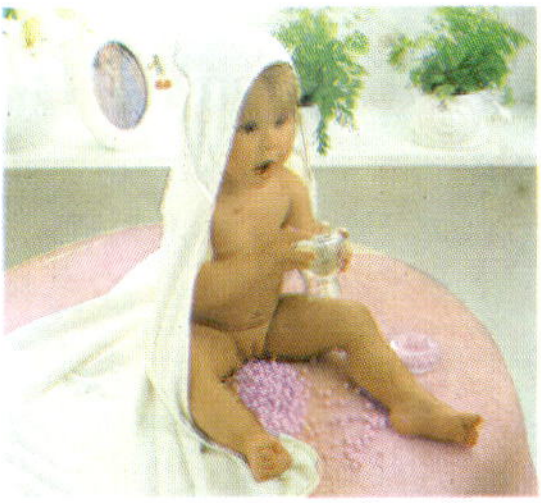

Fig. 5.– El momento del baño puede ser un juego alegre para el niño.

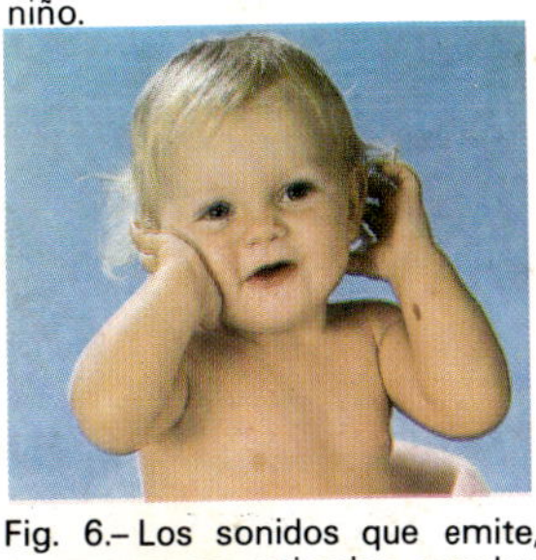

Fig. 6.– Los sonidos que emite, aunque no se entiendan, pueden tener un significado.

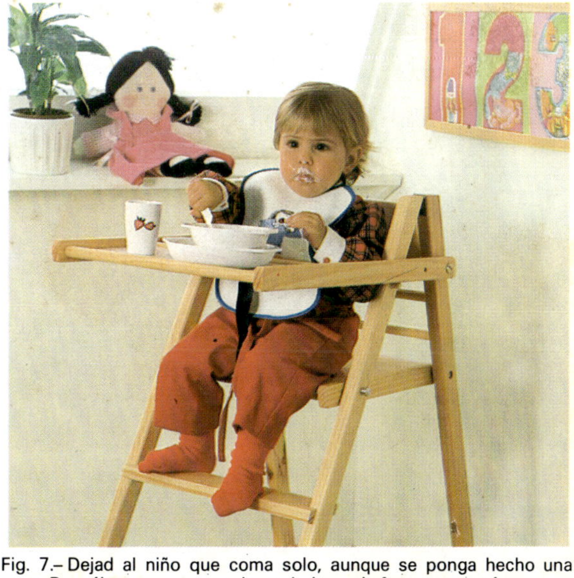

Fig. 7.– Dejad al niño que coma solo, aunque se ponga hecho una pena. Para él comer es como jugar: lo hace de forma espontánea.

Hay que ayudarle un poco

Al principio, como es natural, pronuncia las palabras con imprecisión. Se le debe corregir de vez en cuando, con dulzura.

Si desea, por ejemplo, una manzana y la señala, debe dársele, preguntándole al mismo tiempo: «¿Quieres la manzana?». O bien comentando: «Mamá da la manzana a Pepito». Esta forma indirecta gusta mucho a los niños y les aclara muchas cosas. Hay que hablarle con voz más bien baja, utilizando frases cortas y eligiendo palabras fáciles y corrientes.

No se debe ser demasiado exigentes ni «catedráticas».

No hay que forzarle a entrar en comunicación con la gente («Di adiós», «Da los buenos días», «Da las gracias»..., etc.). Puede ocurrir que, en represalia, se encierre en un silencio obstinado.

No ha de contestársele alterando las palabras como él, para estar a su nivel. Esto no le beneficia nada. Por ejemplo, si dice: Mamá, «eles» un «tesolo», no se le debe contestar: También tú «eles» un «tesolito».

LA SALUD DEL NIÑO

El sueño y el reposo

Se calcula que los recién nacidos duermen unas veinte horas diarias. Unos bebés duermen más que otros, exactamente como sucede con los adultos.

El niño debe dormir solo, en una habitación bien ventilada; no se le debe cambiar continuamente de postura; debe estar confortablemente abrigado, pero no demasiado, y no se le debe molestar.

El niño dormirá bien si, además de estar cómodo y sin demasiado abrigo, sus ropas están limpias y sin arrugas, su alimentación es satisfactoria y en el hogar hay un ambiente de calma. Cuando el colchón de la cama es demasiado blando (fig. 1), o se utiliza una almohada muy alta, el cuerpo del niño no está en postura correcta.

Algunas molestias y enfermedades de la infancia

Los vómitos. — Pueden obedecer a distintas causas: por ejemplo, a agitar al niño recién tomado el alimento, a hacerle o dejarle que lo ingiera rápidamente (a veces, por ser demasiado grande el orificio de la tetina), o darle excesiva cantidad de él.

Pero los vómitos pueden ser también indicio de enfermedad, y si persisten, a pesar de haber prestado atención a las causas citadas más arriba, debe consultarse con el médico.

Las deposiciones frecuentes (colitis). Un bebé normal y sano hace generalmente una o dos deposiciones por día. Si éstas son más frecuentes hay que pensar en la diarrea, y la madre debe procurar evitarla. La diarrea es mucho más frecuente durante el verano.

En caso de diarrea, aunque sea ligera, es indispensable consultar al médico, pues puede ser síntoma de un trastorno serio, como, por ejemplo, la disentería, la colitis coleriforme. Mientras se espera al médico, conviene en todo caso no dar al niño, durante veinticuatro horas, más que agua hervida, agua de cebada o agua de arroz.

El estreñimiento. — Es muy importante que las deposiciones del niño sean regulares, una o dos veces al día. Desde la más tierna edad puede acostumbrársele a utilizar un servicio; si se le sienta en él cada día, a la misma hora, comprenderá muy pronto lo que esto significa y correrá menos riesgo de estreñimiento, lo que redundará en beneficio de su salud.

En todo caso, variar la alimentación puede, a veces, hacer desaparecer este trastorno. Nunca se deben administrar purgantes o laxantes a un bebé, sin el consejo del médico: pueden ser muy peligrosos.

Aftas o muguet. — Si el niño tiene «aftas» o «muguet» (pequeñas manchas blancas en el interior de la boca) debe consultarse con el puericultor.

Irritaciones de la región anogenital. Se deben principalmente a negligencias cuando se lava o se seca al niño, o a pañales mojados o mal lavados; pero pueden ser causadas por un exceso de alimentación, y también por la diarrea. Para evitarlas conviene proceder a un aseo minucioso, secar bien la piel con un trozo de tela muy fina, impregnada de aceite de almendras dulces, y untar toda la región con una pomada a base de lanolina y óxido de cinc.

Las erupciones o granos. — En caso de erupción (granos en abundancia, costras, placas rojas), en la cara o en el cuerpo, debe recurrirse al médico.

Atlas de PUERICULTURA

POR ANA MARIA CALERA PROFESORA DE A. S.

Serie G Núm. 3

DESARROLLO Y CUIDADO DEL NIÑO

LA SALUD DEL NIÑO

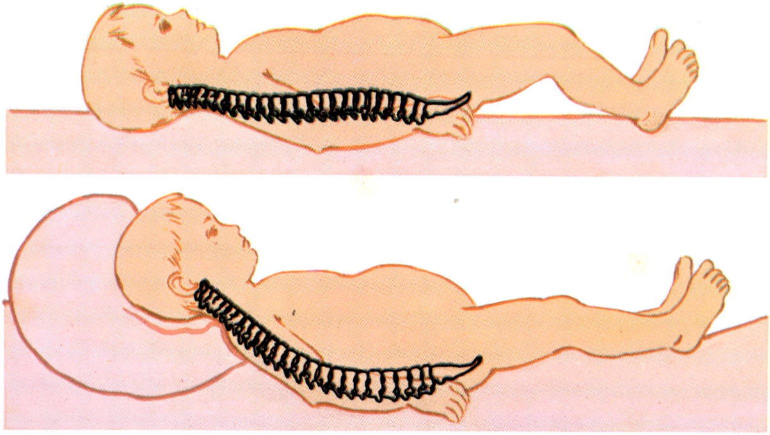

Fig. 1.– Forma que adquiere la columna vertebral del bebé según sea la consistencia del lecho. Arriba, sobre un colchón firme; abajo, sobre un colchón blando. Este último no es aconsejable.

NOMBRE DE LA ENFERMEDAD	COMO SE MANIFIESTA	PERIODO DE CONTAGIO
SARAMPION	Catarro óculo–nasal. Fiebre. Erupción generalizada, en forma de manchas sonrosadas y confluentes.	Desde unos tres días antes de la erupción hasta dos semanas después de ella.
PAPERAS	Hinchazón que abarca, en semicírculo, la parte de la mejilla situada delante de la oreja, región inframandibular y región situada por debajo de la oreja. Fiebre. Dificultad al masticar.	Desde unos días antes de la inflamación de las regiones descritas hasta su desaparición.
TOS FERINA (coqueluche)	Tos en accesos predominantemente nocturnos, que se acompañan de vómitos, expulsión de flemas y un pitido agudo.	Durante las seis primeras semanas de la enfermedad.
ESCARLATINA	Fiebre. Vómitos. Erupción generalizada, en forma de manchas puntiformes de color rojo encendido. Descamación a las tres semanas.	En las formas no complicadas, y bien tratadas, una semana. Si hay complicaciones, hasta la curación de éstas.
RUBEOLA	Apenas fiebre. Erupción generalizada, en forma de manchas sonrosadas del tamaño de una lenteja, no confluentes. Inflamación ganglionar.	Hasta la desaparición de la erupción.
VARICELA	Fiebre, generalmente discreta. Erupción generalizada, que abarca incluso el cuero cabelludo, en forma de vesículas de tamaño variable, rodeadas de un aro rojo.	Hasta la desaparición de la erupción.

Fig. 2.– Cuadro de las enfermedades infecciosas del niño.

El resfriado. — No se debe nunca descuidar un resfriado, porque puede originar una enfermedad más grave: otitis, bronquitis, bronconeumonía, etc. Si no hay fiebre puede continuarse el régimen habitual, pero aumentando la cantidad de líquido, por ejemplo, rebajando la leche con una mayor proporción de agua. Si el resfriado va acompañado de elevación de la temperatura es preciso consultar en seguida con el médico.

Los cólicos (dolores de vientre). Los cólicos pueden tener por origen una comida demasiado rápida, un alimento no apropiado para el niño, irregularidades en el horario o bien un enfriamiento causado por los pañales mojados. Pero en la mayoría de los casos provienen del aire que el niño traga mientras come y que luego debe eliminar en forma de eructos. Es muy importante, pues, que el niño eructe una o dos veces después de cada comida. Para ello se le debe sostener verticalmente, apoyándolo contra el pecho y golpeándole ligeramente en la espalda hasta que se produzcan los eructos (lám. F/4, figs. 3 y 4). Si aparecen cólicos, consúltese con el médico.

Las vacunaciones

Gracias a las vacunas se pueden hoy en día evitar muchas enfermedades que eran antes mortales para los niños pequeños.

Primovacunaciones:

3 meses: 1.ª dosis D.T.P. (antidiftérica, antitetánica, antitosferinosa).
1.ª dosis antipolio oral (trivalente).
5 meses: 2.ª dosis D.T.P.
2.ª dosis antipolio oral (trivalente).
7 meses: 3.ª dosis D.T.P.
3.ª dosis antipolio oral (trivalente)
12 meses: antisarampión, antirubéola, antiparotiditis, administradas en forma combinada («triple vírica») o independiente.
18 meses: dosis-refuerzo D.T.P.
dosis-refuerzo antipolio oral (trivalente).

Revacunaciones:

4-6 años D.T. (antidiftérica, antitetánica) antipolio oral (trivalente).
11 años (niñas) antirubéola.
14-16 años T.d. (antitetánica y toxoide diftérico tipo adulto). cada 10 años T.d.

Otras vacunas:

Antigripal. B.C.G., antitifoidea, etc., según circunstancias epidemiológicas.

Nota: estos datos son los acordados por expertos en vacunaciones y recomendados por muchos municipios. Sólo el médico podrá modificarlos según las situaciones ambientales y los casos particulares que así lo requieran.

Gimnasia del bebé

Los ejercicios que ilustran nuestra lámina han sido experimentados, con éxito, en bebés de seis semanas a dos años. Recuérdese que deberán seguirse exactamente las instrucciones y que no se debe, nunca, fatigar al pequeño.

1. Ejercicio de flexión y extensión de los brazos. — Acostar al niño de espaldas, con la cabeza hacia la persona que esté con él (fig. 1) y los pies dirigidos hacia el otro lado y, cogiéndolo suavemente por las muñecas:

a) Extender sus brazos en línea recta por encima de la cabeza.

b) Flexionar sus codos, bajándolos hacia los lados de su cuerpo y manteniéndolos contra la mesa.

Repetir este ejercicio nueve veces, con pausas cada tres ejercicios.

Desarrolla los brazos, el pecho y la parte superior de la espalda.

2. Ejercicio de flexión y extensión de las piernas. — Siempre teniéndole acostado, hacer girar al niño hasta que sus pies queden en dirección hacia la persona que está con él (fig. 2) y la cabeza al otro lado y cogerlo suavemente por los tobillos:

a) Juntándole las rodillas, flexionarlas hasta que le toquen el abdomen.

b) Bajarle las piernas hasta que queden estiradas sobre la mesa.

Repetir este ejercicio nueve veces, con una pausa cada tres ejercicios.

Suele ser eficaz contra el estreñimiento, por estimular el área intestinal. Desarrolla también los músculos del vientre y de las piernas.

3. Ejercicio para expansión del tórax. — Puesto el niño transversalmente, la cabeza a la izquierda de donde se halle la persona que esté con él (figura 3), colocando la mano izquierda bajo la espalda del niño y apoyando suavemente los dedos de la mano derecha sobre el abdomen:

a) Con la mano izquierda, levantarlo ligeramente (fig. 4), y, con los dedos de la mano derecha, presionar levemente hacia abajo.

b) Aflojar ambas manos.

Este ejercicio debe hacerse cinco veces, rítmicamente, siguiendo la respiración del niño, el cual, a medida que vaya creciendo, respirará más profundamente y ayudará cuando le levantan el tórax. Desarrolla éste y los músculos del hombro y del abdomen.

Atlas de PUERICULTURA

POR ANA MARIA CALERA PROFESORA DE A. S.

DESARROLLO Y CUIDADO DEL NIÑO

Serie G Núm. 4

LA SALUD DEL NIÑO. DIVERSOS EJERCICIOS DE GIMNASIA

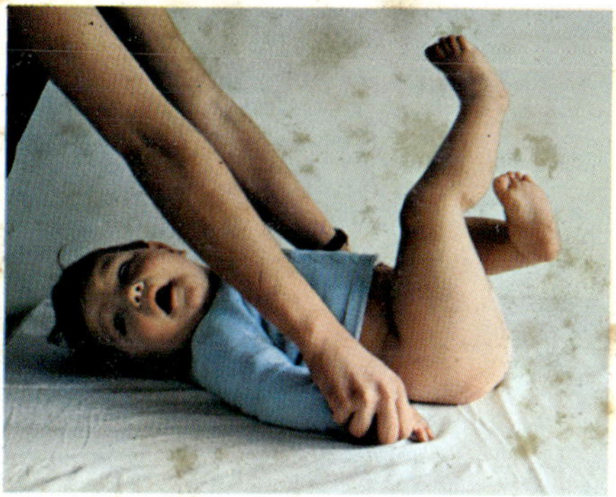

Fig. 1.– Torsión de piernas, sujetando sus manos.

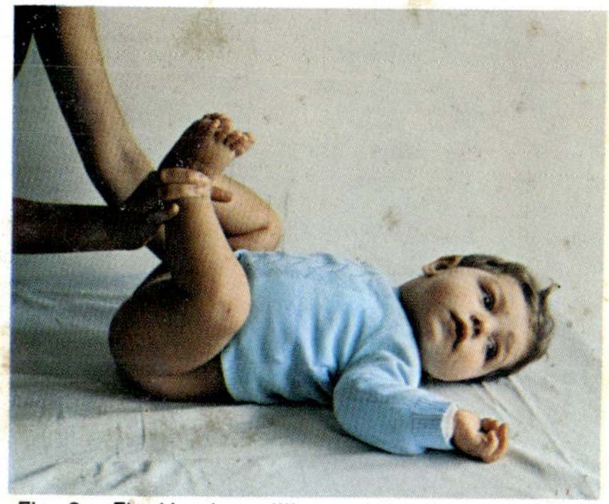

Fig. 2.– Flexión de rodillas, sujetando sus tobillos y ayudándole.

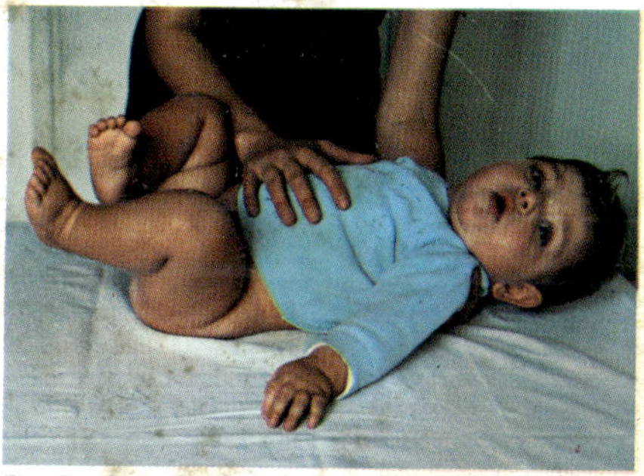

Fig. 3.– Sujeción de su abdomen, colocando la otra mano bajo la nuca.

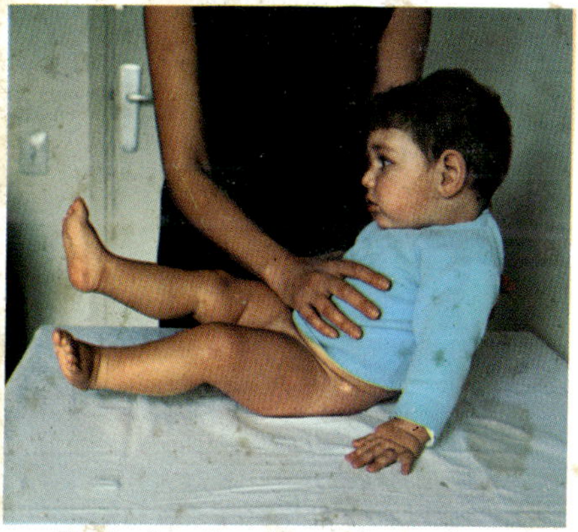

Fig. 4.– A continuación se eleva su tronco.

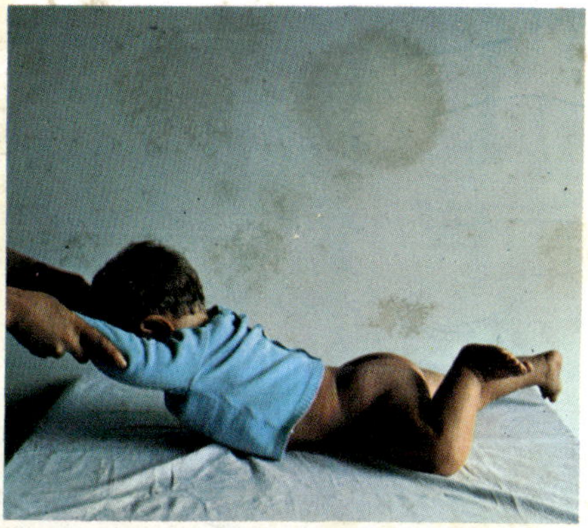

Fig. 5.– Boca abajo, se le sujetarán sus manos, dejando que patalee.

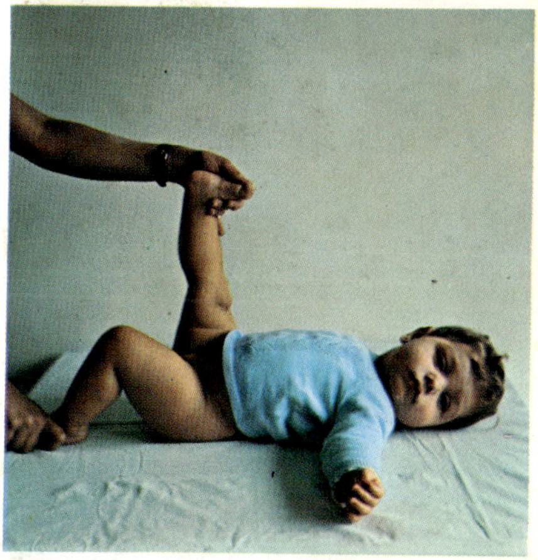

Fig. 6.– Boca arriba, se eleva una pierna, a la vez que la otra permanecerá flexionada Alternando.

LOS JUEGOS DEL NIÑO

Importancia del juego en la infancia

El juego es algo serio. Esta afirmación, cierta, puede parecer paradójica.

El niño empieza a jugar desde sus primeros meses de vida, y continúa jugando, con una intensidad y una complejidad cada vez mayores, durante la infancia y la niñez.

Todos los educadores están de acuerdo en atribuir al juego un papel importantísimo. Por una parte, favorece su desarrollo; por otra, a través de él, el niño afirma su personalidad.

No todos los juegos tienen igual valor para el niño, ni todos ellos exigen de él la misma capacidad. ¿Deben las madres, por lo tanto, elegir los juegos de sus hijos? ¿Hay algunos más recomendables que otros?

En realidad, no se trata de esto. Cuando se pone a jugar, el niño elige, sin darse cuenta, exactamente el juego que en ese momento concreto de su evolución le ayuda a desarrollar una cierta capacidad. Por tanto, se le debe dejar que elija libremente los juegos que le interesan.

A los padres corresponde la tarea de ampliar o favorecer las posibilidades de juego del niño, de modo que pueda escoger el que le conviene; hay que poner a su disposición los juegos que más le diviertan. Al mismo tiempo, es necesario dejarle hacer lo que quiera: no criticarlo si se entretiene siempre con el mismo juego, aunque lo consideremos muy aburrido, y no molestarlo con continuas recomendaciones: ¡Cuidado! ¡No rompas el tren! ¡No hagas ruido! ¡No corras! ¡No manches el suelo! Y, sobre todo, no interrumpirlo a cada minuto mientras está entregado a sus juegos.

Los especialistas han observado que las formas de juego son bastante diversas. Veamos a continuación las más comunes.

Cuando sólo tiene unos meses (figura 1), el niño permanece tranquilo en su cuna y juega con sus manitas; se las mira y remira, se las toca, las mueve: juego funcional.

Cuando tiene casi un año ya no se contenta con jugar con sus manos; toma todos los juguetes de plástico, esponja o goma y se divierte jugando con ellos (figs. 2 y 3).

Cuando tiene dos años empieza a «descubrir» a los adultos y quiere imitarlos: por ejemplo, monta en su triciclo y juega a ser «corredor»: juego de imitación.

Más tarde se divierte también haciendo construcciones con piezas de madera o de plástico o «creando» objetos originales: juego de construcción.

Si tiene ya más años, y juega con otros (fig. 5), el niño aprende un juego de equipo o juego social.

Veamos ahora, solamente, los de sus primeros años.

Durante el primer año

En el primer año de vida, el niño se divierte repitiendo los movimientos espontáneos con los que realiza sus funciones; estos primeros ejercicios se llaman, precisamente, juegos funcionales: el niño se divierte abriendo y cerrando sus manitas, agitando las piernas, lanzando gritos inarticulados; más adelante, hacia el final del primer año, encuentra un placer especial en tocar los objetos, aferrarlos, arrojarlos, romperlos. Son juegos solitarios con los que afirma su dominio sobre las cosas que le rodean.

De uno a tres años

En este período empiezan los juegos de imitación: como el de hablar por teléfono (fig. 4).

A través de esta imitación, que puede realizar a solas, o con otros, el niño llega a conocer mejor el mundo de los adultos y a familiarizarse con él. En el mismo período nacen los juegos de construcción (la torre con piezas de madera o plástico, los rompecabezas elementales, los juegos con la arena, etc.). El niño, además de desarrollar la capacidad adquirida con los juegos funcionales, adquiere así habilidad para «crear algo»: una torre, una casa. A veces, las construcciones no se parecen a nada real, pero no le critiquemos por ello: el niño no quiere construir determinadas cosas, sino satisfacer sus deseos de «crear» algo.

Más adelante

A partir de esta edad (tres años) el niño comenzará a encontrar placer en los juegos llamados sociales, en los que intervienen ya otros niños, bien sean de su sexo o del contrario. Esta experiencia será también para él como un nuevo juego.

Es evidente la importancia que tiene en la formación educativa del niño estos primeros juegos. Los juegos y juguetes serán un medio de socialización en la medida en que estos juegos y juguetes le permitirán una relación con otros niños de su edad, lo cual es muy importante para él.

LOS JUEGOS DEL NIÑO

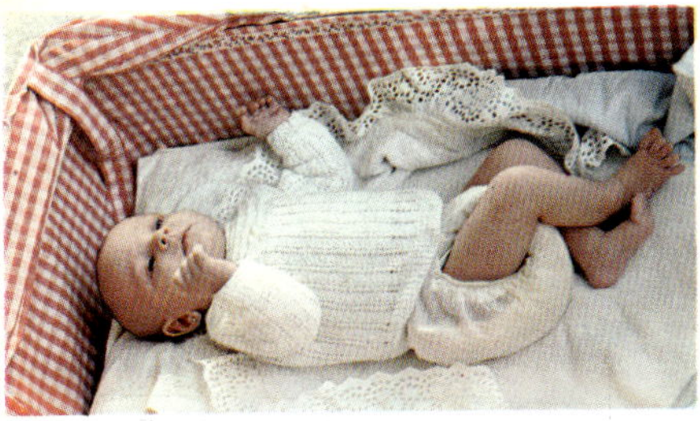

Fig. 1.– Cuando sólo tiene unos meses, permanece tranquilo en su cuna y juega con sus manitas: las mira, las junta, las mueve (juego funcional).

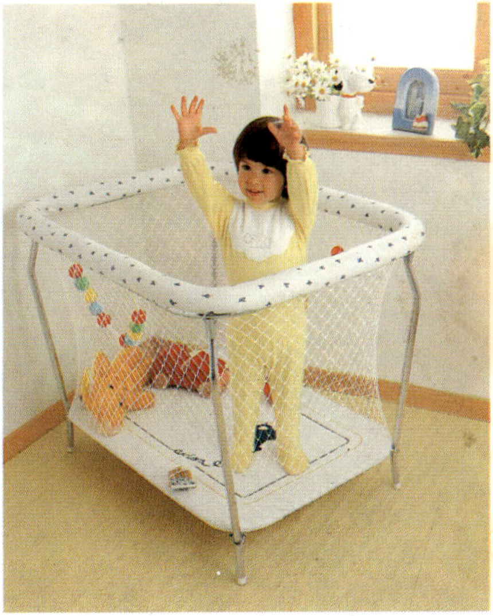

Fig. 2.– Cuando ya se mantiene de pie (a los 10 o 12 meses) puede quedarse solo en el parque y jugar allí con sus juguetes.

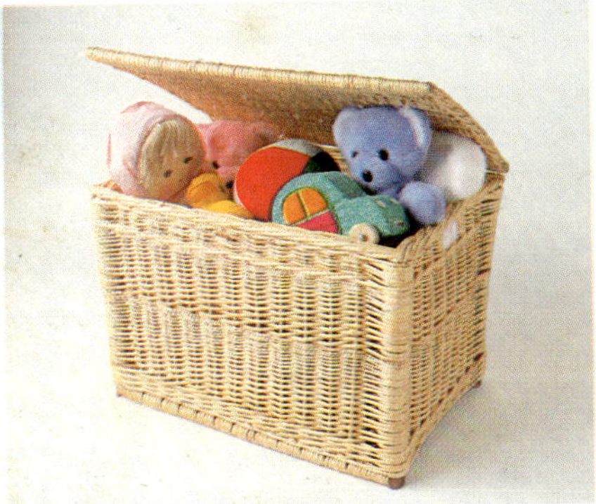

Fig. 3.– Gracioso cesto-cajón donde guardar los juguetes del niño.

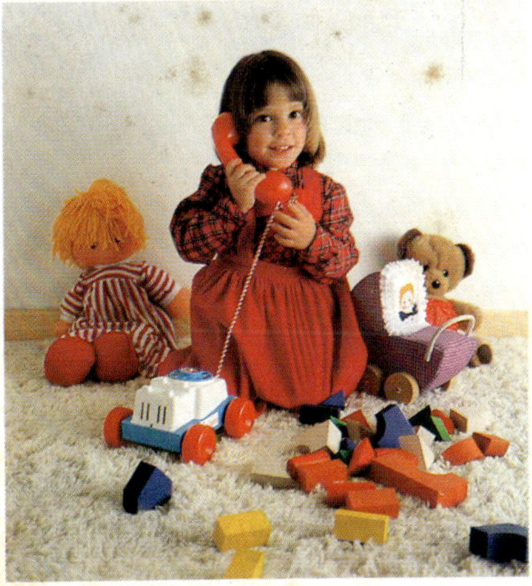

Fig. 4.– El pequeño desarrolla su capacidad imitando a los mayores. El teléfono le produce una atracción especial.

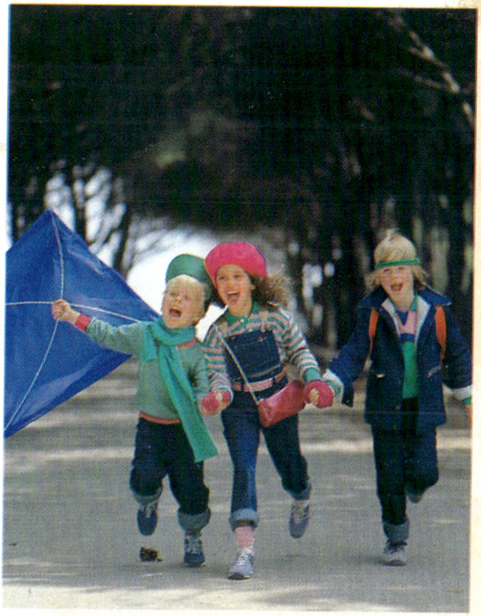

Fig. 5.– A partir de los tres años encuentra un gran placer en los juegos compartidos con otros niños, bien sean de su sexo o del sexo contrario.

CUADRO DE MATERIAS